D1722528

Gabriel Stux · Akupressur und Moxibustion

Meiner Mutter
in Dankbarkeit gewidmet

Gabriel Stux

Akupressur und Moxibustion

Chinesische Übersetzungen von Karl Alfried Sahm
Zeichnungen von Petra Kofen

Mit 114 Abbildungen und 10 Tabellen

J. F. Bergmann Verlag München

Dr. med. Gabriel Stux
Sternhaus
Kaiserswerther Str. 115
4000 Düsseldorf

ISBN 3-8070-0347-9 J. F. Bergmann Verlag München
ISBN 0-387-00347-9 Springer-Verlag New York Heidelberg Berlin Tokyo

CIP-Kurztitelaufnahme der Deutschen Bibliothek:
Stux, Gabriel: Akupressur und Moxibustion / Gabriel Stux.
[Chines. Übers. von Karl Alfried Sahm. Zeichn. von Petra Kofen]
München: Bergmann; New York; Heidelberg; Berlin; Tokyo: Springer, 1985.
ISBN 3-8070-0347-9 (Bergmann)
ISBN 0-387-00347-9 (Springer)

Satz, Druck und Einband: Graphischer Betrieb Konrad Triltsch, Würzburg
2382/3321-543210

Vorwort

Akupressur ist ein wichtiges Teilgebiet der jahrtausendealten chinesischen Medizin. Die chinesische Medizin ist vor allem durch die Akupunktur in den westlichen Ländern bekannt geworden, insbesondere durch die spektakulären Wirkungen bei der Schmerztherapie chronischer Erkrankungen und bei der Anästhesie für Operationen am wachen Patienten. Akupressur ist die gezielte Massage der Akupunkturpunkte, dabei wird Heilwirkung bei leichten und mittelschweren Erkrankungen und Störungen erzielt. Seit der Antike wird die Akupressur zur Selbstbehandlung angewandt und nimmt heute in der VR China einen wichtigen Platz in der medizinischen Versorgung der Bevölkerung ein. Auch im Westen hat man in den letzten Jahren die Vorzüge der traditionellen chinesischen Medizin erkannt und bringt darum der Akupunktur und Akupressur steigendes Interesse entgegen. Akupressur ist frei von Nebenwirkungen und bietet gerade deshalb Vorteile gegenüber den gebräuchlichen schmerzstillenden Medikamenten, die bekanntlich oft mit Nebenwirkungen behaftet sind.

Auch die Moxibustion, das Anwärmen von Akupunkturpunkten zur Steigerung der Körperkräfte bei Schwächezuständen und Schwächestörungen ist ein wichtiges Teilgebiet der chinesischen Medizin. Die Moxibustion kann, nach Absprache mit dem behandelnden Arzt, vom Patienten selbst durchgeführt werden.

Das hier dargestellte Lehrkonzept für Akupressur beruht auf der Erfahrung, die bei der Lehrtätigkeit von Hunderten von Ärzten in Deutschland und Asien auf dem Gebiet der chinesischen Medizin und speziell der Akupunktur gesammelt wurde.

In diesem Akupressurbuch sind nur die wichtigsten Erkrankungen und Gesundheitsstörungen dargestellt. Vor jeder Selbstbehandlung mit Akupressur muß jedoch eine genaue Diagnose durch den behandelnden Arzt gestellt werden, um zu verhindern, daß schwerwiegende und bösartige Erkrankungen verschleiert oder nicht erkannt werden.

Das erste Kapitel dieses Akupressurbuches geht auf die Hintergründe und Theorien der traditionellen chinesischen Medizin ein und stellt die antiken Konzepte von Yin und Yang, dem Tao, sowie der Lebensenergie Qi und die „Fünf-Elemente-Theorie" dar. Im zweiten Kapitel sind die Meridiane und Organe beschrieben, die für das System der Akupunktur und Akupressur von Bedeutung sind. Dann folgt die Darstellung der Anwendungsgebiete der Akupressur und Moxibustion. Die Wirkungsweise sowie die Technik der Akupressur werden anschließend beschrieben.

Im vierten Kapitel werden die Punkte mit besonderer Wirksamkeit für die Akupressurbehandlung dargestellt. Kapitel fünf geht auf die Behandlung der wichtigsten Erkrankungen und Gesundheitsstörungen ein. Das letzte Kapitel stellt die Methode der Moxibustion und deren Anwendungsgebiete dar. Im Anhang finden sich u. a. eine Liste der wichtigsten Punkte für Akupressur sowie die Indikationsliste der Weltgesundheits-organisation für Akupunktur.

Die chinesischen Punktenamen und Begriffe sind in der buchstabierenden Pin-Yin-Transkription der chinesischen Sprache von 1956 angegeben. Die Übersetzung der chinesischen Ideogramme der Punktenamen verdanke ich der minuziösen und geduldigen Arbeit von Karl Alfried Sahm. Die Zeichnungen wurden von Petra Kofen angefertigt, die nochmalige Korrektur des Manuskripts übernahm Rolf Schneider, Schreibarbeiten und Hilfe in praktischen Details erledigte Michaela Eltinger. Ihnen allen sei für Unter-stützung gedankt.

Das didaktische Konzept dieses Akupressurbuches wird ergänzt durch ein Video-Lehrfilmkonzept in drei Teilen, das über die Firma Akumed (siehe Anhang) vertrieben wird (Akupressur und Moxibustion am Patienten).

Gabriel Stux

Inhaltsverzeichnis

1 Hintergründe und Theorien der traditionellen chinesischen Medizin

1.1 Tao, Yin und Yang

Die Wurzeln der traditionellen chinesischen Medizin reichen wahrscheinlich in die Steinzeit zurück. Um 1500 v. Chr., am Anfang der Shang-Dynastie begann in China die Bronzezeit, in der sich aus der primitiven Schamanenmagie mit Dämonenkult und Ahnenverehrung die Wurzeln des Taoismus und der traditionellen chinesischen Medizin entwickelten.

Schon 200 Jahre vor unserer Zeitrechnung wurden die Grundlagen der chinesischen Medizin in einer klassischen Schrift ausführlich niedergelegt. Diese ersten grundlegenden Erläuterungen im **Huang Di Nei Jing,** dem „Lehrbuch der physischen (körperlichen) Medizin des Gelben Kaisers" sind in Form eines Dialogs zwischen Huang Di, dem Gelben Kaiser, und seinem Arzt Chi Po abgefaßt. Der Kaiser stellt Fragen über die Gesundheit und über die Ursachen sowie die Behandlung von Krankheit. Chi Po erläutert dem Kaiser die Grundsätze einer gesunden Lebensweise, die zu langem Leben führt. Die Funktionen der verschiedenen Organsysteme bzw. Meridiane und deren harmonisches Zusammenspiel beim Gesunden als auch deren Störung bei Krankheiten werden in diesem Dialog ausführlich dargestellt.

Die chinesischen Ärzte der Antike sahen in ihrem naturphilosophisch orientierten Weltbild den Menschen als Bestandteil der Natur in einer intensiven **Wechselbeziehung** zu seiner Umwelt. Die Natur ist in ständigem **Wandel,** in fortwährender Umwandlung. So verändert sich die Vegetation abhängig von den Jahreszeiten in immer wiederkehrenden dynamischen Zyklen. Ähnlich durchläuft der Mensch in seinem Leben periodische Entwicklungsphasen von der Geburt über Wachstum, Reifung zum Tod.

Diese Wandlungen wurden von den Chinesen nicht als Werk eines göttlichen Schöpfers betrachtet, sondern als Ausdruck der inneren Gesetzmäßigkeit der Natur, die „Tao" (Dao gelesen) genannt wurde. Das **Wesen des Tao** wird von **Laotse** im fünften vorchristlichen Jahrhundert, im „Tao Te King" (neue chinesische Umschrift: Dao De Jing) indirekt beschrieben. Hier heißt es am Anfang: „Das Tao, das sich beschreiben läßt, ist nicht das wirkliche Tao."

In den zahlreichen Übersetzungen des Tao Te King wird Tao als „Sinn", „Der Weg", „Das Eine" wiedergegeben. Das Tao ist Ursache und Motor der Schöpfung:

„Das Tao schafft das Eine,
das Eine schafft die Zwei,
die Zwei erzeugt die Drei;
Die Drei aber erzeugt
alle Dinge."

Das Tao schafft die Relativität der Welt (das Eine). Daraus entsteht das Spannungsfeld der **Polarität** in der Welt im **Yin** und **Yang** (Yin wird Jin gelesen, Yang wie Jang). In diesem Spannungsfeld von Yin und Yang entstehen alle Dinge der Natur. Tao ist die schöpferische Kraft der Natur, die Grundlage aller dynamischen Wandlung der Materie und der lebenden Wesen:

> „Das Tao ist immer strömend,
> aber es läuft im Wirken doch nie über.
> Tiefgründig ist es und Ahn aller Dinge."

Tao bringt also die Polarität im Universum hervor. Neben der Vorstellung vom Tao spielt das polare Yin-Yang-System eine grundlegende Rolle im chinesischen Denken der Antike. Alle Gegensatzpaare der Natur werden so dieser dynamischen Yin-Yang-Polarität zugeordnet:

> Der Himmel ist Yang, die Erde Yin;
> männlich ist Yang, weiblich Yin;
> warm ist Yang, kalt Yin;
> aktiv Yang, passiv Yin.

Die ursprüngliche Bedeutung von Yang, die sich im alten chinesischen Schriftzeichen spiegelt, ist die sonnige (fruchtbare) Seite des Hügels, während Yin die Schattenseite symbolisiert. Die Gegensätze ergänzen sich in dynamischem Wandel. Das eine kann ohne das andere nicht existieren. Laotse schreibt dazu:

> „Alle Dinge tragen das Yin in sich,
> das Yang in den Armen.
> Die Kraft der Leere erzeugt ihre Harmonie."

Yin und Yang ergänzen sich in diesem Wechselspiel in unaufhörlichen Prozessen der Wandlung und Umwandlung und führen zur Harmonie der Ganzheit. Das Universum wird so als Einheit betrachtet, als komplexes Netzwerk ineinander verwobener Vorgänge im Wechselspiel polarer sich ergänzender Yin-Yang-Kräfte. Es gibt kein Yin ohne Yang, beide Kräfte ergänzen sich immer zur Ganzheit.

Dieses dynamische und polare System durchdringt alle Teile des Universums und spielt so gerade in der Medizin bei der Beschreibung der Lebensvorgänge im menschlichen Körper und deren Störungen eine wichtige Rolle.

Yin	Yang
Empfangende	Schöpferische
Erde	Himmel
Negativ	Positiv
Körper	
Vorne	Hinten
Innen	Außen
Unten	Oben
Körperinneres	Oberfläche
Innere Organe	Haut

Tabelle 1. Polares Yin-Yang-System

1.2 Die kosmische Lebensenergie Qi

Das Wechselspiel der Gegensätze von Yin und Yang bringt die **Lebensenergie, „Qi"** genannt, hervor. Qi, die kosmische Lebensenergie, die Lebenskraft in der Natur, ist grundlegend für die chinesische Naturbeschreibung. Qi, in der alten Schreibweise „Chi", im Japanischen „Ki", ist überall in der Natur vorhanden. Wo Leben ist, manifestiert sich Qi. Qi bedeutet Leben, ist die Lebenskraft, die sich in allem Lebendigen in Form von Veränderung und Bewegung zeigt.

So wie Tao nicht direkt beschrieben werden kann, gibt es auch keine direkte Definition des Qi. Die Lebensenergie Qi kann nur umschrieben werden und ist aus ihren Wirkungen zu erfassen. Qi fließt ständig. Jede Stagnation bedeutet Störung der Lebensvorgänge und schließlich vollständigen Stillstand, den Tod. Das kosmische Qi fließt nach traditioneller Auffassung überall in der Natur, im Wasser der Flüsse, in der Luft, im Wind. Im menschlichen Körper sammelt sich Qi in den Organen und fließt in Bahnen, die chinesisch Jing und Luo heißen. Jing bedeutet durchfließen oder Kanal, Luo bedeutet Verbindung. Die „Qi-Kanäle" wurden von den europäischen Ärzten wegen ihrer polaren Anordnung mit dem Meridiansystem der Erde verglichen und folglich **Meridiane** genannt.

Die Lebensenergie Qi gestaltet die Funktionen der Organe und deren vielfältiges Wechselspiel. Jeder Lebensvorgang, jede Organfunktion ist Ausdruck des Wirkens und der Bewegung von Qi. Qi ist die verborgene, aber treibende Kraft der Lebensvorgänge.

Im menschlichen Körper gibt es verschiedene Formen von Qi: In der Lunge wird das Qi aus der Atemluft aufgenommen. Dieses **Qi des Atems** wird „Yang Qi" oder „Kong Qi" genannt, weil es von oben, vom Himmel, Yang, kommt. Ähnliche Vorstellungen gibt es in der indischen Ayurvedischen Medizin, wo dieses Atem-Qi Prana genannt wird, aber eine umfassendere Bedeutung hat.

Aus der Nahrung wird durch die Verdauung „**Nähr-Qi**" oder „Yin Qi", chinesisch „Gu Qi". Die dritte wichtige Quelle des Qi im Körper ist das „**Erb-Qi**", „Yuan Qi", die von den Eltern ererbte Energie, die das Wachstum und die Entwicklung des Menschen bewirkt. Dieses Ursprungs- oder **Ancestrale Qi** wird im Nierensystem gespeichert. Hier sieht man, daß der Erbfaktor, heute genetische Information genannt, von den Chinesen auch als Lebensenergie aufgefaßt wurde. Die chinesische Konzeption von Energie geht über die westliche physikalische Energievorstellung weit hinaus. Deshalb ist die Übersetzung von Qi als Lebensenergie nicht völlig befriedigend.

Diese drei Formen von Qi bilden im Körper das „**Grund-Qi**", das den ganzen Körper durchfließt. Die Funktionen der Organe und deren verschiedene Leistungen werden von dem Qi, das den Organen innewohnt, hervorgebracht. Die Atmung als Funktion der Lungen, die Verdauung der Nahrung als Funktion des Magens und Darmes sind Ausdruck des Wirkens vom Qi dieser Organe. Die Spezifität der Funktionen wird von den entsprechenden Organen gesteuert. Qi reguliert aber auch die Quantität der Funktionen. Ist das Qi eines Organs geschwächt, wird die Funktion dieses Organs nur unvollständig oder mangelhaft. Ist Qi jedoch in Fülle, so ist die Funktion überschießend.

Nach antiker Vorstellung durchfließt Qi den ganzen Körper, ähnlich wie das Wasser der Flüsse die Kontinente durchläuft. Die Meridiane, die Energieflüsse des Körpers, führen das „**Meridian-Qi**", das sogenannte „**Jing-Qi**", das durchfließende Qi.

Qi hat im Körper vielfältige Funktionen zu erfüllen: Es ist die Quelle der Bewegungen, aber nicht nur der willkürlichen Bewegungen, sondern auch der Bewegungsvorgänge, der Atmung, der Kreislauffunktion, der unwillkürlichen Darmbewegung. Auch die psychische Aktivität und Vitalität ist Ausdruck der Qi-Kräfte. Sie wird „**Shen**" genannt. Eine weitere Funktion von Qi ist die Umwandlung von Nahrung in Blut und andere Körpersäfte. Auch die Erzeugung von Wärme im Körper ist eine der Aufgaben von Qi. Mit Hilfe von Qi sondert der Körper die giftigen Abfallprodukte aus und führt zu deren Ausscheidung. Diese Funktion schließt aber auch die Speicherung von wichtigen Nährstoffen ein. Qi hat außerdem die Aufgabe, den Körper vor schädlichen Einflüssen von außen, zum Beispiel vor krankmachenden Wettereinflüssen, zu schützen. Diese Schutzfunktion von Qi ist besonders wichtig in der Prophylaxe von Krankheiten. Dieses „**Schutz-Qi**" wird „**Wei Qi**" genannt und konzentriert sich hauptsächlich auf der Oberfläche des Körpers in der Haut. Es fließt aber auch zwischen der Muskulatur und der Haut in der Peripherie und in den Außenschichten der Körperhöhlen. Da sich das Abwehr-Qi hauptsächlich an der Körperoberfläche konzentriert, wird es „Yang Qi" genannt, weil die Körperoberfläche dem Yang entspricht, im Gegensatz zu den inneren Organen.

1.3 Störungen der Lebensenergie Qi

Nach traditioneller chinesischer Vorstellung beruhen die meisten Erkrankungen auf Störungen im harmonischen Fließen von Qi. Entweder liegt eine **Fülle** oder eine **Leere** der Lebensenergie in den Organsystemen und Meridianen vor. Auch eine **Blockade** der Qi-Energie in den Meridianen ist möglich.

Leere-Störungen sind gekennzeichnet durch eine Schwäche von Qi und somit durch unzureichende Funktion der entsprechenden Organe. Dann ist zum Beispiel die Verdauungstätigkeit des Darmes unvollständig. Unverdaute Nahrung wird ausgeschieden.

Da Qi der Yang-Polarität entspricht, wird eine Schwäche von Qi als **Yin-Zustand** bezeichnet. Liegt eine allgemeine Schwäche der Lebensenergie im ganzen Körper vor, treten vielfältige Schwächesymptome auf wie Blässe, kalte Hände und kalte Füße, übermäßiges Frieren, niedriger Blutdruck, übermäßige Müdigkeit, verminderte Aktivität, Energiemangel sowie Rückzug von der Umwelt. Auch psychische Depression ist Ausdruck der Leere von Qi. So treten im psychischen Bereich Energielosigkeit, Antriebsmangel, Rückzug von der Umwelt und den Bezugspersonen in den Vordergrund. Verlangsamung der Bewegungen und schlaffe Muskulatur sind häufige Kennzeichen dieser Schwächestörung. Mangeldurchblutung und Kälte der Gliedmaßen sowie übermäßiges Frieren sind Symptome, die oft am stärksten in den Vordergrund treten. Im Alter sind Schwäche-Störungen besonders häufig. Degenerative Erkrankungen sind auch gekennzeichnet durch Leere von Qi. Die Therapie der Wahl in der chinesischen Medizin für Schwäche-Störungen ist die **Moxibustion,** das Anwärmen von Akupunkturpunkten. Diese Methode wird später beschrieben.

Eine **Fülle der Lebensenergie** ist die zweite wichtige Störung von Qi. Man spricht hier von einem **Yang-Zustand.** Er führt zu einer übermäßigen Funktion der entsprechenden Organsysteme und zu vielfältigen Symptomen, wenn sich diese Störung in den Meridianen und in der Peripherie abspielt.

Leere von Qi	Fülle von Qi
Yin-Zustand	Yang-Zustand
Kälte-Symptome	Hitze-Symptome
Blässe	Rötung
Mangeldurchblutung	Blutfülle
Frieren	Hitzegefühl
Schlaffe Muskulatur	Gespannte Muskulatur
Unterfunktion	Überfunktion
Depressive Störungen	Erregungszustände
Aktivitätsmangel	Überaktivität
Dumpfe Schmerzen	Akute Schmerzen
Degenerative Erkrankungen	Entzündliche Erkrankungen

Tabelle 2. Leere- und Fülle-Störungen

Hitze als Hauptsymptom kann zum Beispiel auf ein Gelenk beschränkt sein oder sich in Form von Fieber im ganzen Körper äußern. Weitere wichtige Symptome bei Fülle-Störungen sind Blutfülle, Rötung, akuter, stechender oder krampfartiger Schmerz. Innere Unruhe, Nervosität, Übererregung sind die psychischen Auswirkungen dieses Yang-Zustandes von Qi.

Bei **Blockaden** der Lebensenergie kommt es zu Störungen im harmonischen Fließen von Qi, überwiegend in der Peripherie des Körpers. Als Folge dieser Blockaden treten meist Fülle-Zustände auf. Muskelverspannungen, Muskelschmerzen, Bewegungseinschränkung und Myogelosen sind typische Erscheinungen. Auch bei Kopfschmerzen liegt eine derartige Blockade vor und folglich meist eine Fülle von Qi, die zu Spannungsgefühlen und akuten Schmerzen führt. In den inneren Organen kann durch Blockade von Qi eine Umkehrung der normalen Bewegungsrichtung der Körpersäfte erfolgen. So tritt bei Blockaden im Magenbereich Erbrechen auf, also eine Umkehr der normalen Bewegungsrichtung des Mageninhalts. Auch Verstopfung ist oft gekennzeichnet durch eine Blockade von Qi, durch typische Symptome wie Völlegefühl, Schmerzen bis hin zu Krämpfen.

Nach traditioneller Vorstellung können Krankheiten äußere und innere Ursachen haben. Krankheiten von außen treten auf, wenn die „Energie" der umgebenden Natur, etwa in Form von klimatischen Faktoren, auf den geschwächten Körper wirkt und so zu Qi-Energie-Störungen in den Meridianen und Organen führt. Äußere klimatische Faktoren sind Hitze, Kälte, Trockenheit, Feuchtigkeit, Wind oder eine Kombination dieser Faktoren, zum Beispiel kalter trockener Wind. Im alten China unterlagen die Menschen den Wetterfaktoren in einem viel höheren Maße, als dies in der modernen Industriegesellschaft der Fall ist. Trotzdem treten auch heute klimatisch bedingte Erkrankungen, zum Beispiel Erkältungen, sehr häufig bei Wetterwechsel auf. Die äußeren Ursachen für Krankheiten wie Kälte oder Wind schädigen zunächst die Peripherie und die oberflächigen Schichten des Körpers, besonders dann, wenn die normale Schutzfunktion des Qi unzureichend ist.

Auch innere Ursachen von Störungen der Lebensenergie, durch Fehlernährung oder durch psychische Belastungen, kommen als Krankheitsursachen in Frage. Ein Übermaß an bestimmten Gefühlen wie Angst, Wut, Zorn, Grübeln, Erregung oder Traurigkeit führt zu einer Störung der Energie einzelner innerer Organe. Gerade wenn

Gefühle plötzlich und besonders intensiv auftreten und unzureichend verarbeitet werden, kommt es zu Fülle- oder Leere-Störungen innerer Organe. Angst schädigt zum Beispiel die Niere, Wut und Zorn führen zu einer Disharmonie der Leber, Traurigkeit schwächt die Lungenenergie, übermäßige Erregung schädigt das Herz, Grübeln führt zu Störungen des Magens. Auch eine Fehlernährung wurde als wichtige Krankheitsursache gewertet.

Zuviel oder zuwenig Nahrung sowie vor allem die falsche Zusammensetzung haben eine entscheidende Auswirkung auf die Energieverteilung der Organe und deren Störungen. Die alten Chinesen unterteilten auch die Nahrungsmittel in Yin- und Yang-Anteile. Kartoffeln, weißes Brot, Zucker werden zu „Yin-Nahrung" gezählt, Gemüse, Salate, Körner zu „Yang-Nahrung". Die Yin- und Yang-Anteile der Nahrungsmittel sollten nach chinesischer Auffassung ausgewogen sein.

1.4 Das System der fünf Wandlungsphasen

Neben dem Yin-Yang-System, das dem Verständnis polarer Vorgänge und polarer Kräfte diente, wurde das System der **„Fünf Elemente"** zur Kategorisierung von phasisch ablaufenden Vorgängen schon im dritten vorchristlichen Jahrhundert eingeführt. Bei dem System der Fünf Elemente spricht man von einem Entsprechungssystem, in dem physische Abläufe oder Phänomene in **„fünf Wandlungsphasen"** eingeordnet werden. Dieses System trug zur Vereinheitlichung des antiken naturphilosophischen Weltbildes bei. Von der traditionellen chinesischen Medizin wurden so verschiedenste Naturvorgänge und prozeßhafte Abläufe in dieses System von fünf abstrakten Grundfaktoren eingeordnet. Die fünf Wandlungsphasen, auch Elemente genannt, sind **Holz, Feuer, Erde, Metall, Wasser**. Die fünf Grundfaktoren stehen in einer innigen wechselseitigen Beziehung der gegenseitigen Förderung, aber auch der Hemmung bzw. Kontrolle zueinander.

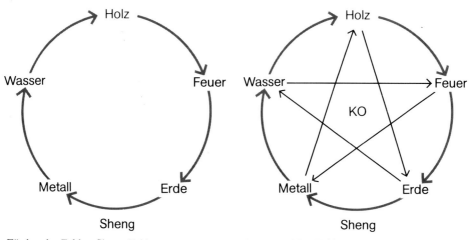

Fördernder Zyklus. Sheng-Zyklus   Sheng- und Ko-Zyklus

Die Reihenfolge im **fördernden Zyklus, „Sheng-Zyklus"**, ist: Holz – Feuer – Erde – Metall – Wasser; im **Hemmungszyklus, „Ko-Zyklus"**: Holz – Erde – Wasser – Feuer – Metall.

Die Beziehungen dieser fünf Wandlungsphasen sind nicht inhaltlich beim Wort zu nehmen; vielmehr handelt es sich um abstrakte Symbole, vergleichbar mit algebraischen Symbolen, wie A, B, C oder x und y, die zu einem logischen Entsprechungssystem angeordnet sind. So lassen sich mit diesem System bestimmte empirisch gewonnene Erkenntnisse und Beobachtungen systematisieren und zwar auf ganz unterschiedlichen Gebieten:

Tabelle 3. Entsprechungssystem der Fünf Wandlungsphasen

Elemente	Richtungen	Jahreszeiten	Klimatische Faktoren	Farben	Entwicklungsstufen
Holz	Osten	Frühling	Wind	Blau	Geburt
Feuer	Süden	Sommer	Hitze	Rot	Wachstum
Erde	Mitte	Spätsommer	Feuchtigkeit	Gelb	Wandlung
Metall	Westen	Herbst	Trockenheit	Weiß	Ernte
Wasser	Norden	Winter	Kälte	Schwarz	Sammlung

Viele Gegebenheiten und Vorgänge in der Medizin, zum Beispiel die Funktion von inneren Organen, Geweben, Sinnesorganen usw., lassen sich in die fünf Wandlungsphasen einordnen (siehe Tabelle 4).

Tabelle 4. Klassifizierung nach den Fünf Wandlungsphasen

	Innere Organe	**Hohlorgan**	**Sinnesorgan**	**Körperschicht**	**Gefühl**	**Geschmack**
Holz	Leber	Galle	Auge	Muskel	Zorn	sauer
Feuer	Herz	Dünndarm	Zunge	Blutgefäße	Freude	bitter
Erde	Milz	Magen	Mund	Fleisch	Besorgnis	süß
Metall	Lunge	Dickdarm	Nase	Haut	Traurigkeit	scharf
Wasser	Niere	Harnblase	Ohr	Knochen	Angst	salzig

Nach der traditionellen Theorie der chinesischen Medizin entsprechen den fünf Wandlungsphasen auch fünf klimatische Faktoren: Hitze, Kälte, Feuchtigkeit, Trockenheit und Wind. Die fünf bzw. sechs „Wetterfaktoren" (Hitze und Sommerhitze getrennt gesehen) haben für die chinesische Medizin eine doppelte Bedeutung: zunächst als klimatische, krankmachende Einflüsse (z. B. Kälte – Erkältung, Hitze – „Hitzschlag") und als Beschreibungshilfen und Kennzeichnung für körperliche Beschwerden. Fieber ist ein Hitzesymptom, wandernde Schmerzen werden als „innerer Wind" beschrieben, kalte Gliedmaßen und steife Gelenke als Ausdruck des „Kälte"-Faktors. So dient das System der fünf Wandlungsphasen der Beschreibung von äußeren klimatischen Einflüssen und der Kennzeichnung von körperlichen Symptomen.

Nach traditioneller Vorstellung dringen die klimatischen Einflüsse von außen in den Körper ein, z. B. über den Mund, das Gesicht oder die Haut, besonders bei Wechsel der Temperatur oder der Jahreszeiten. Dabei ist die Stärke der Abwehrreaktion des Körpers, der Abwehrmechanismen, von Bedeutung für die Entstehung der Krankheiten und deren vielfältige Symptome. Die Beschwerden können sehr wechselhaft sein und von einem Faktor in einen anderen übergehen, z. B. Kältesymptome in fieberhafte Hitzesymptome. Auch kommt es oft zur Kombination verschiedener Faktoren wie Kälte, Feuchtigkeit und Wind bei rheumatischen Erkrankungen (chinesisch Bi-Syndrom).

Beschreibung der einzelnen klimatischen Faktoren:

Wind – chinesisch: Feng
Wind als kennzeichnender Grundfaktor ist von aktivem Charakter, also ein Yang-Faktor, und wird dem Frühling zugeordnet. Er bewegt den Körper wie der Wind die Äste eines Baums.

Man unterscheidet Wind der Natur als krankmachenden äußeren Klimafaktor vom Wind als Beschreibungshilfe für körperliche Symptome. Wind als Klimafaktor beeinflußt den oberen Teil des Körpers, das Gesicht, den Nacken, die oberen Atemwege und die Haut. Er führt zu Disharmonie im Körper und tritt meist in Verbindung mit anderen Faktoren, z. B. Kälte oder Feuchtigkeit auf.

„Wind-Symptome" sind gekennzeichnet durch plötzliches Auftreten und ständigen Wechsel von Symptomen. Plötzlich auftretende wandernde Schmerzen mit deutlicher Intensitätsänderung, aber auch schwankendes Fieber bei Infektionskrankheiten sind Wind-Symptome. „Innerer Wind" ist gekennzeichnet durch Schwindel, Ohrensausen, Zittern oder Mißempfinden.

Nach traditioneller Vorstellung führt intensiver und langdauernder Wind bei geschwächter körperlicher Verfassung zu einer „Disharmonie" der Leber und so zu deren Schädigung.

Hitze – chinesisch: Re
Der Hitze-Faktor tritt in verschiedener Stärke und Form auf: „Sommerhitze", „Feuer", und mäßige Hitze. Sommerhitze wird als krankmachender äußerer Einfluß aufgefaßt, der zum Beispiel bei tropischer Hitze zu Hitzschlag führt. Feuer und mäßige Hitze dienen der Beschreibung körperlicher Beschwerden.

Typische Hitze-Symptome sind Schwellung, Rötung, Temperaturanstieg, Blutfülle und Schmerz, also typische Entzündungszeichen. Hitze verbraucht Qi und Yin des Körpers und führt so zu Yin-Schwäche-Symptomen und zu Yang-Fülle-Symptomen. Innere Hitze kann auch zu „Stillstand von Qi und Blut" führen. Es schädigt die Gefäße und führt so zu Flüssigkeitsansammlung außerhalb der Gefäße. Die „Yinschädigung" bzw. Verbrauch an Yin-Flüssigkeit führt zu Durst, Trockenheit des Mundes und des Rachens sowie zu Konzentration des Urins.

Hitze und „Feuer" haben eine aufsteigende Tendenz im Körper. Sie führen bei langanhaltendem Einfluß zur Störung des „Herzens". Herz bedeutet nach traditioneller Vorstellung jedoch mehr psychische Funktionen, und so kommt es bei Hitzeeinfluß zu Störungen des Bewußtseins bis zur Bewußtlosigkeit (Hitzschlag). Mildere Symptome sind übermäßige Müdigkeit, Schwindel, körperliche Trägheit, schweres Atmen.

Feuchtigkeit – chinesisch: Shi

Feuchtigkeit symbolisiert Trägheit, Schwere, Starre, Stillstand und entspricht somit der Yin-Polarität. Im Jahreszeitenzyklus wird die Feuchtigkeit dem Spätsommer zugeordnet. „Feuchte Luft" als krankmachender Faktor kann jedoch in jeder Jahreszeit wirksam sein. Dieser äußere klimatische Einfluß bewirkt im Körper einen Stillstand der Lebensenergie Qi und als Symptom Schweregefühl, Dumpfheit, Steifigkeit. Rheuma ist eine typische Krankheit, bei der „Feuchtigkeit" eine große Rolle spielt.

„Feuchtigkeit" als Kennzeichen körperlicher Symptome zeigt absteigende Tendenz im Körper. Die untere Körperhälfte wird gestört. Schwere Gliedmaßen, dumpfe Schmerzen, Müdigkeit, Abgeschlagenheit, Trägheit, Bewegungseinschränkung, Steifigkeit, rauhes, wundes Gefühl sind typische Symptome. Feuchtigkeitssymptome sind die häufigsten Beschwerden im höheren Alter. Das Organsystem Milz-Pankreas wird von der Feuchtigkeit geschädigt.

Kälte – chinesisch: Han

Kälte steht im direkten Gegensatz zur Hitze und ist somit der Yin-Polarität zugeordnet und entspricht dem Winter. In jeder Jahreszeit können jedoch Kälteeinflüsse zu Erkrankungen führen, wenn der Körper gestört oder geschwächt ist. Plötzliches Auftreten der Symptome ist kennzeichnend für den äußeren Kälteeinfluß. Neben dem Wind ist Kälte als äußerer klimatischer Faktor von besonderer krankmachender Bedeutung.

Typische „Kälte-Symptome" treten auf: Frieren und Frösteln, Wunsch nach Wärme, kalte Gliedmaßen oder kalte Körperteile, Blässe, Gänsehaut. Bewegungen sind verlangsamt, psychische Aktivitäten träge, Stimmung bedrückt, Handlungen gehemmt. Diese Kältesymptome können aber auch in Fieber, ein typisches Hitzesymptom, übergehen, und zwar als Ausdruck einer kräftigen Yang-Reaktion des Körpers.

Kälte als Yin-Symptom führt jedoch typischerweise zu Yang-Schwäche. Das Fließen von Qi und Blut in den Meridianen ist verlangsamt oder blockiert; dies zeigt sich als kräftiger, stechender, krampfartiger Schmerz sowie als Verlangsamung oder Hemmung der Bewegung. Degeneration bzw. arthrotische Erkrankungen sind typische „Kälte-Yin-Erkrankungen". Die wirksamste Therapie ist die Moxibustion, die später besprochen wird. Kälte hat besonders auf die Nieren sowie „Knochen" und Gelenke eine schädigende Wirkung. Die Niere als Quelle der aktiven Yang-Energie im Körper wird geschwächt.

Trockenheit – chinesisch: Zao

Trockenheit spielt im Vergleich zu den anderen klimatischen Faktoren nur eine untergeordnete Rolle. Sie kommt in Verbindung mit Hitze häufig vor und führt zu „Austrocknung" sowie Hitzesymptomen wie Rötung und Hitzegefühl. Trockenheit der Nasenschleimhäute, der Lippen, des Mundes oder der Haut sind die häufigsten Symptome.

Äußere Trockenheit führt zu Störungen der Lungenfunktion mit trockenem Husten ohne Auswurf.

2 System der Punkte, Meridiane und Organe

Für die Therapie mit Akupunktur und Akupressur ist es wichtig, das System der Meridiane und Organe zu kennen. Die Akupunkturpunkte spielen für die Akupressurbehandlung von krankhaften Störungen und Erkrankungen eine ausschlaggebende Rolle. Aber auch der **Verlauf der Meridiane** und deren „Flußrichtung" sind von großer Wichtigkeit. In diesem Akupressurbuch wird das System der Organe, Meridiane und Akupunkturpunkte nur in Grundzügen dargestellt.

Die traditionelle chinesische Medizin kennt **zwölf Organe,** sechs werden der Yang-Polarität und sechs der Yin-Polarität zugeordnet. Die alten Vorstellungen von den Organen sind nicht, wie bei der westlichen Medizin, auf den anatomischen Bau der Organe beschränkt, vielmehr bedeuten „Organe" im chinesischen Sinne die **Funktionen von Organsystemen.** Deshalb spricht man auch von „**Funktionskreisen".** Der Bau der Organe tritt in der chinesischen Medizin in den Hintergrund. Der Funktionskreis des Yin-Organs Lunge bedeutet zum Beispiel die gesamte Atemfunktion einschließlich der Riechfunktion. Der Funktionskreis des Yang-Organs Dickdarm beinhaltet die Ausscheidungsfunktion.

Die **Yin-Organe** bezeichnet man als „Speicherorgane", das heißt Organe mit festem Bau, die Qi speichern. **Yang-Organe** sind Hohlorgane, wie zum Beispiel Dickdarm oder Magen. Chinesisch heißen die Yin-Organe „Zhang", die Yang-Organe „Fu".

Jeweils ein Yin- und ein Yang-Organ bzw. Funktionskreis bilden eine Einheit, zum Beispiel Dickdarm (Yang) und Lunge (Yin). Dazu wird dann noch ein bestimmtes Gewebe gerechnet, wie hier die Haut sowie die zugehörigen Meridiane, also der Dickdarm-Meridian und der Lungen-Meridian. Der Meridian ist wie ein Ast, der am Baum des Organs abzweigt. Auf dem Meridian liegen die Akupunkturpunkte wie Knospen, über die man die Organfunktion therapeutisch mit Nadeln, Wärme oder Massage beeinflussen kann.

Ein **Meridianpaar** besteht aus einem Yin- und einem Yang-Meridian (Lungen- und Dickdarm-Meridian), die parallel an den Gliedmaßen verlaufen. Man nennt sie auch **gekoppelte Meridiane,** weil sie in der Peripherie mit Verbindungsgefäßen, den **Luo-Verbindungen** gekoppelt sind. Yang-Meridiane verlaufen außen oder an der Rückseite des Körpers, während Yin-Meridiane innen oder vorne verlaufen.

Die Meridiane überziehen den Körper in der Längsrichtung wie ein Netzwerk und sind deshalb den Meridianen der Erde vergleichbar. Vier Meridiane bilden zusammen einen Kreis, der **Meridianumlauf** genannt wird. Dieser Kreislauf besteht aus zwei Yang- und zwei Yin-Meridianen. Jeweils ein Yang- und ein Yin-Meridian verlaufen am Bein und ein Yin-Yang-Paar am Arm. Der erste Umlauf wird vom Lungen- (Yin), Dickdarm- (Yang), Magen- (Yang) und Milz-Pankreas-Meridian (Yin) gebildet. Der

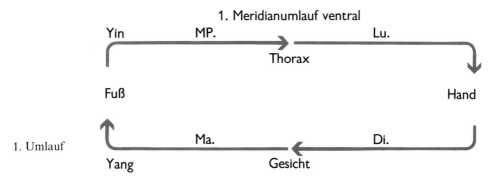

erste Meridianumlauf befindet sich an der Vorderseite des Körpers. (Siehe Abb. oben) Der Lungen-Meridian beginnt an der seitlichen Brustwand und läuft an der Innenseite des Armes zum Daumen. Er wird der Yin-Polarität zugeordnet und läuft an der Vorderseite des Armes. Vom Zeigefinger zieht der Dickdarm-Meridian an der Außenseite des Armes über den Ellbogen und die Schulter zum Gesicht und endet am Nasenflügel. Der Dickdarm-Meridian ist ein Yang-Meridian. Hier wird eine einfache Regel erkennbar: Alle **Yin-Meridiane verlaufen innen,** Yang-Meridiane hingegen außen oder an der Hinterseite des Körpers. Vom Gesicht verläuft der Magen-Meridian an der Vorderseite des Rumpfes zum Bein und endet am zweiten Zeh. Er entspricht der Yang-Polarität. Der erste Meridianumlauf wird durch den Milz-Pankreas-Meridian geschlossen, der vom großen Zeh an der Innenseite des Beines zum Rumpf und dann zur seitlichen Brustwand zieht.

	Yin	Yang	Yang	Yin
1. Umlauf:	Lungen-	Dickdarm-	Magen-	Milz-Pankreas-Meridian

In ähnlicher Weise verlaufen die weiteren Meridiane am Körper, und zwar liegt der zweite Umlauf an der Hinterseite des Körpers, während der dritte Meridianumlauf seitlich verläuft.

Der zweite Meridianumlauf wird vom Herz-, Dünndarm-, Blasen- und Nieren-Meridian gebildet.

	Yin	Yang	Yang	Yin
2. Umlauf:	Herz-	Dünndarm-	Blasen-	Nieren-Meridian

Der Herz-Meridian zieht von der Achselhöhle an der Innenseite des Armes zum kleinen Finger, der Dünndarm-Meridian vom kleinen Finger an der Außenseite des Armes zur Schulter und dann zum Gesicht. Der Blasen-Meridian verläuft vom Kopf über den Rücken und die Hinterseite des Beines zum kleinen Zeh. Der zweite Meridianumlauf

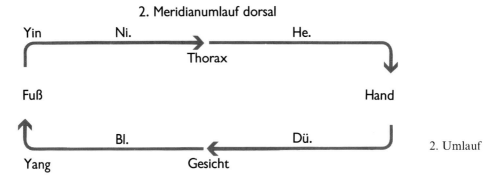

2. Meridianumlauf dorsal

wird vom Nieren-Meridian geschlossen, der von der Fußsohle über die Innenseite des Beines zum oberen Teil des Brustkorbes zieht.

Der dritte Meridianumlauf wird gebildet vom Perikard-, Sanjiao-, Gallenblasen- und Leber-Meridian. Perikard bedeutet Herzbeutel, entspricht aber der Kreislauffunktion und hat starke Wirkungen auf das Herz und die Psyche. „Sanjiao" bedeutet dreifacher Erwärmer und ist ein Organsystem, das nach Vorstellung der Chinesen die Körperhöhlen schützt und die Organfunktionen koordiniert.

	Yin	Yang	Yang	Yin
3. Umlauf:	Perikard-	Sanjiao-	Gallenblasen-	Leber-Meridian

Der Perikard-Meridian verläuft von der seitlichen Brustwand über die Innenseite des Armes zum Mittelfinger, der Sanjiao-Meridian vom Ringfinger an der Außenseite des Armes zum Gesicht. Der Gallenblasen-Meridian zieht vom Kopf über die seitliche Rumpfwand zur Seite des Beines und endet am vierten Zeh. Der dritte Meridianumlauf wird vom Leber-Meridian geschlossen, der vom Großzeh über die Innenseite des Beines zur seitlichen Brustwand zieht. (Siehe folgende Abbildung)

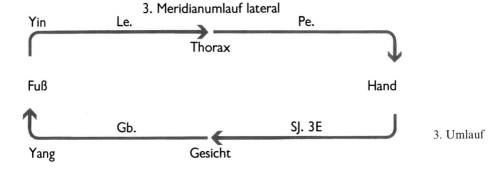

3. Meridianumlauf lateral

Neben diesen zwölf Haupt- oder Organ-Meridianen, die in den drei Meridianumläufen angeordnet sind, gibt es noch zwei wichtige Meridiane an der Vorder- und Rückseite des Körpers. Diese beiden Meridiane verlaufen auf der Mittellinie des Körpers und sind unpaarig. Vorne liegt der „**Ren Mai**", der auch **Konzeptionsgefäß** genannt wird. Der Ren Mai wird zu den Yin-Meridianen gezählt und verläuft vom Damm über den Unterbauch und Brustkorb zum Mund. Punkte entlang des Ren Mai haben eine koordinierende und übergeordnete Wirkung auf die Yin-Organe. Auf dem Rücken in der Mittellinie verläuft der „**Du Mai**", der auch **Lenkergefäß** genannt wird. „Du" bedeutet im Chinesischen lenken. Der Du Mai kontrolliert und koordiniert die sechs Yang-Meridiane und Organe. Er verläuft vom Steißbein in der Mittellinie über den Rücken und Kopf zum Mund. (Siehe folgende Abbildung)

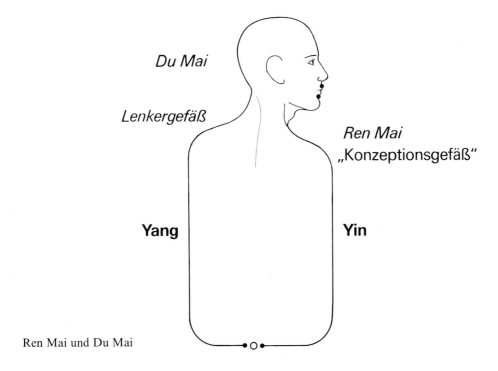

Du Mai

Lenkergefäß

Ren Mai
„Konzeptionsgefäß"

Yang   **Yin**

Ren Mai und Du Mai

Auf den folgenden Seiten werden die Haupt-Meridiane mit ihrer Bedeutung, Funktion und Anwendung in der chinesischen Medizin beschrieben. Auch der innere und äußere bzw. oberflächliche Verlauf sind dargestellt. Ferner ist die Zuordnung von bestimmten Geweben und Sinnesorganen zu den Meridianen und Organen angeführt.

2.1 Lungen-Meridian Lu.

Verlauf: Nach der Vorstellung der chinesischen Medizin hat jeder Meridian einen inneren Verlauf, der den peripheren und oberflächlichen Verlauf sowohl mit dem zugehörigen Organ (Lunge) als auch mit dessen gekoppeltem Organ (Dickdarm) verbindet. Der innere Verlauf des Lungen-Meridians beginnt im Oberbauch und zieht zunächst zum Dickdarm, dann zurück zum Magen, verläuft danach durch die Lunge zum Hals und von hier zur Seite zum Punkt Lunge 1. Der oberflächliche Verlauf des Lungen-Meridians nimmt seinen Anfang an der seitlichen Brustwand, zieht dann über die Innenseite des Ober- und des Unterarmes zum Handgelenk und endet am Nagelwinkel des Daumens.

Bedeutung des Meridians: Behandlung von Erkrankungen der Atmungsorgane, des Rachens und der Nase, Hauterkrankungen sowie schmerzhaften Störungen im Verlauf des Meridians. Lunge 7 ist der wichtigste Punkt des Meridians und wird bei allen Lungenerkrankungen eingesetzt. Lunge 9 als Tonisierungspunkt findet in der Moxibustion häufig Anwendung.
Polarität: Yin
Element: Metall
Gekoppeltes Organ: Dickdarm
Gewebe: Haut
Sinnesorgan: Nase, Geruchssinn
Maximalzeit: 3–5 Uhr

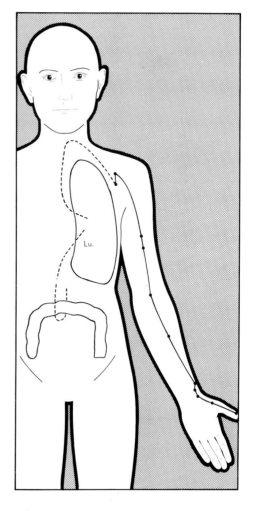

2.2 Dickdarm-Meridian Di.

Verlauf: Vom Nagelwinkel des Zeigefingers zieht der Meridian über die Tabatiere zur Außenseite des Unterarmes, dann zur seitlichen Ellenbeugenfalte. Über die Außenseite des Oberarmes verläuft er weiter zur Schulter, geht hier eine Verbindung zur Wirbelsäule ein und zieht zurück zur Schulter. Von hier entspringt der innere Meridianast und verläuft zur Lunge und weiter zum Dickdarm. Eine innere Verbindung zieht zum Unterschenkel. Von der Schulter verläuft der äußere Meridianabschnitt weiter über den Hals zum Gesicht und endet seitlich des Nasenflügels der Gegenseite im Punkt Dickdarm 20.

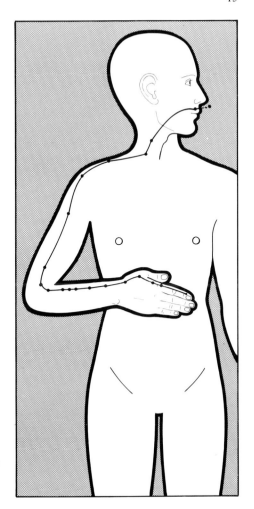

Bedeutung des Meridians: Der Dickdarm-Meridian ist mit dem Lungen-Meridian gekoppelt und bildet mit diesem eine funktionelle Einheit; Fernpunkte des Dickdarm-Meridians werden so auch bei Erkrankungen des gekoppelten Organs Lunge und bei Hauterkrankungen angewendet. Bei Erkrankungen im Meridianverlauf sind die Punkte des Dickdarm-Meridians ebenfalls anzuwenden. Der Punkt Dickdarm 4 ist der wichtigste schmerzlindernde Punkt im Körper und findet darum bei allen Schmerzzuständen Verwendung. Dickdarm 11 ist aufgrund seiner homöostatischen und immunstimulierenden Wirkungen einer der am häufigsten verwendeten Akupunkturpunkte.
Polarität: Yang
Element: Metall
Gekoppeltes Organ: Lunge
Gewebe: Haut
Sinnesorgan: Nase, Geruchssinn
Maximalzeit: 5–7 Uhr

2.3 Magen-Meridian Ma.

Verlauf: Der Magen-Meridian beginnt unter der Mitte des Auges und verläuft in einem U-förmigen Bogen zur Schläfe. Vom Punkt Magen 1 Chengqi zieht eine innere Verbindung zunächst zur Nasenwurzel und dann zum Nasenflügel. Ein weiterer innerer Zweig verläuft vom Punkt Magen 1 zum Gaumen, umkreist die Lippen, verbindet sich mit dem Ren Mai unterhalb des Mundes und zieht dann zur Wange. Von der Wange läßt sich der weitere Verlauf des Meridians über die seitliche Halspartie verfolgen zum Punkt Magen 12 Quepen. Von hier verläuft nach traditioneller Vorstellung der innere Ast durch den Brustkorb zum Magen und dann zur Milz und zum Pankreas. Der oberflächliche Meridian zieht über den Brustkorb zum Bauch, dann weiter an der Vorderseite des Oberschenkels zur Seite des Knies und zum Fußrücken; er endet am seitlichen Nagelwinkel des zweiten Zehs im Punkt Magen 45 Lidui.

Bedeutung des Meridians: Die Punkte im Gesichtsbereich werden für Erkrankungen wie z. B. Augenerkrankungen, Migräne, Trigeminusneuralgie und Zahnschmerzen angewendet. Die Punkte im Brustbereich des Meridians dienen zur Behandlung von Brustschmerzen und Erkrankungen an der Brustdrüse. Die Punkte am Bauch werden bei Magen- und Darmerkrankungen ausgewählt, ebenso bei Erkrankungen im Beckenbereich. Punkte der Beine werden zur Behandlung von Lähmungen und Gelenkerkrankungen herangezogen. Punkte unterhalb des Knies sind als Fernpunkte bei Erkrankungen des Bauchraumes sowie der Schulter und des Gesichts wirksam.

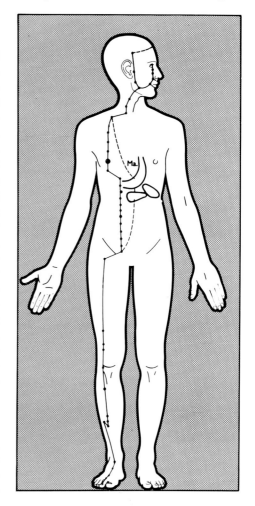

Polarität: Yang
Element: Erde
Gekoppeltes Organ: Milz-Pankreas
Gewebe: Bindegewebe, Fettgewebe, „Fleisch"
Sinnesorgan: „Mund", Zunge, Geschmack
Maximalzeit: 7–9 Uhr

2.4 Milz-Pankreas-Meridian MP.

Verlauf: Der Milz-Pankreas-Meridian beginnt am inneren Nagelwinkel der Großzehe, zieht an der Innenseite des Fußes zur Innenseite des Unter- und Oberschenkels, dann weiter zur Seite des Bauches. Von hier verläuft eine innere Verbindung zu Milz und Pankreas, dann weiter zum Magen und weiter bis zum Zungengrund. Im Brustbereich gibt es nach traditioneller Vorstellung auch eine innere Verbindung zum Herzen. Der oberflächliche Verlauf geht vom Bauch zur Seite des Brustkorbs und biegt dann nach unten und zur Seite ab und endet im Punkt MP. 21 Dabao.

Bedeutung des Meridians: Der Funktionskreis des Milz-Pankreas-Systems umfaßt die Funktionen des Pankreas und der Milz, einschließlich ihrer Abwehrleistung. Nach der traditionellen Vorstellung wird die Wasser- und Blutverteilung reguliert, ein Einfluß auf die Muskulatur des Skelettsystems ausgeübt und die Lippen und Zunge „ernährt". Punkte des Milz-Pankreas-Meridians sind bei Erkrankungen des Verdauungssystems, bei Nieren- und Genital- sowie Hauterkrankungen wirksam.

Polarität: Yin
Element: Erde
Gekoppeltes Organ: Magen
Gewebe: Bindegewebe, Fettgewebe, „Fleisch"
Sinnesorgan: „Mund", Zunge, Geschmack
Maximalzeit: 9–11 Uhr

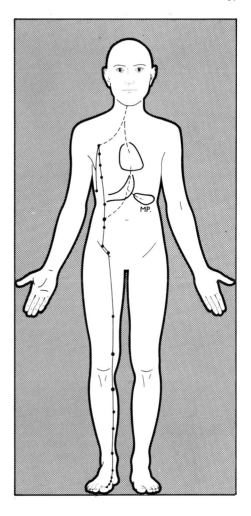

2.5 Herz-Meridian He.

Verlauf: Der innere Verlauf beginnt am Herzen und zieht durch das Bauchfell zum Dünndarm, dem gekoppelten Organ. Ein weiterer innerer Ast verbindet das Herz mit dem Auge. Vom Herz zieht der dritte innere Ast nach traditioneller Vorstellung zur Achsel, hier tritt der Meridian im Punkt Herz 1 an die Oberfläche. Der oberflächliche Meridianverlauf zieht von der Achsel an der inneren Seite des Armes zur Handinnenseite und endet am Nagelwinkel des Kleinfingers.

Bedeutung des Meridians: Der Funktionskreis des Herzens schließt neben der Herzfunktion auch die Funktionen des Kreislaufsystems und deren Regulation ein. Dem Meridian werden weiterhin nach traditioneller Vorstellung die Funktionen des Gehirns, speziell des Bewußtseins, der Gedankenaktivität und der Gefühle zugeordnet. So haben die Punkte des Herz-Meridians eine ausgeprägte psychische Wirkung. Das Herz „öffnet sich zum Mund" und bestimmt so die Farbe der Zunge.

Punkte des Herz-Meridians werden eingesetzt bei Herzerkrankungen, psychischen sowie Schlafstörungen, Sprachstörungen, weiterhin bei psychiatrischen Erkrankungen sowie bei schmerzhaften Erkrankungen im Verlauf des Meridians. Auch die Behandlung von psychosomatischen Erkrankungen ist ein dankbares Anwendungsgebiet.

Polarität: Yin
Element: Feuer
Gekoppeltes Organ: Dünndarm
Gewebe: Blut und Blutgefäße
Sinnesorgan: Zunge
Maximalzeit: 11–13 Uhr

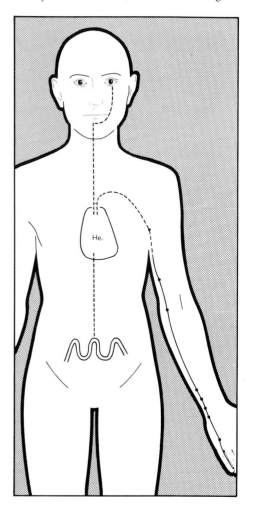

2.6 Dünndarm-Meridian Dü.

Verlauf: Der Dünndarm-Meridian beginnt am Nagelwinkel des Kleinfingers, zieht an der Außenseite des Armes zur Schulter und geht eine Verbindung zur Wirbelsäule ein. Der innere Ast zieht von der Schulter zum Herzen, Magen und Dünndarm. Auf der Schulter verläuft der Meridian in einer Zickzacklinie, dann an der Seite des Halses zur Wange und zum Ohr. Von der Wange zieht ein Verbindungsast entlang der Nase zum Blasen-Meridian, zum Punkt Blase 1 Jingming.

Bedeutung des Meridians: Behandlung von schmerzhaften Erkrankungen im Verlauf des Meridians, z. B. Schulter-Arm-Syndrom, Schiefhals, HWS-Syndrom, Zahnschmerzen, Trigeminusneuralgie und Ohrenerkrankungen.

Polarität: Yang
Element: Feuer
Gekoppeltes Organ: Herz
Gewebe: Blut und Blutgefäße
Sinnesorgan: Zunge
Maximalzeit: 13–15 Uhr

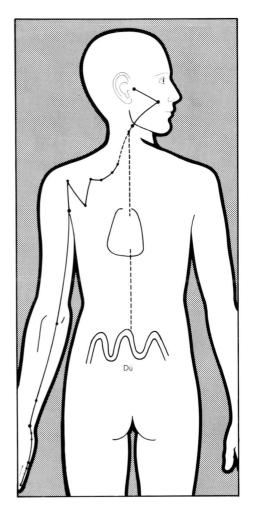

2.7 Blasen-Meridian Bl.

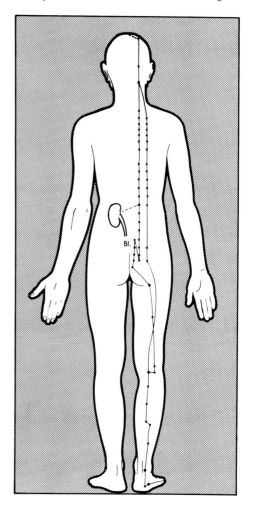

Verlauf: Der Blasen-Meridian beginnt am inneren Augenwinkel und läuft seitlich der Mittellinie (Du Mai) über den Kopf zum Nacken. Auf dem Schädeldach geht der Blasenmeridian eine Verbindung zum Punkt Du 20 Baihui (100 Verbindungen) ein. Im Nacken verzweigt sich der Meridian in zwei Äste; der wichtigere innere Ast zieht zwei Fingerbreiten seitlich der Mittellinie bis zur Höhe des Kreuzbeins, von hier wieder nach oben und dann wieder nach unten über die Rückseite des Oberschenkels zur Kniekehle, wo er sich mit dem zweiten Ast verbindet. Im Lendenbereich zweigt der innere Ast ab und zieht zuerst zur Niere und dann zur Blase. Von der Kniekehle verläuft der Meridian an der Hinterseite des Unterschenkels hinter dem Außenknöchel zur Außenseite des Fußes und endet am seitlichen Nagelwinkel der Kleinzehe. Der Blasen-Meridian ist mit 67 Punkten der längste Meridian.

Bedeutung des Meridians: Die Punkte im Gesicht werden bei Augenerkrankungen und Kopfschmerzen eingesetzt.
Die Punkte im Nacken wählt man bei Kopfschmerzen und HWS-Syndrom. Auf dem Blasenmeridianast liegen die Shu-Zustimmungs- oder -Transportpunkte. Diese Punkte haben eine direkte Wirkung auf zugeordnete Organe. Bei akuten und chronischen Erkrankungen der entsprechenden Organe werden die zugehörigen Zustimmungspunkte druckempfindlich. Die Shu-Punkte haben also sowohl diagnostisch als auch therapeutisch bei Erkrankungen der Organe eine große Bedeutung.
Wichtig sind die Zustimmungspunkte auch als Nahpunkte bei Rückenschmerzen und Ischialgien. Die Punkte im Lendenbereich dienen auch der Behandlung von Nieren- und Harnwegserkrankungen. Die Punkte am Bein sind als Fernpunkte bei Rückenschmerzen, Ischialgie und Harnwegserkrankungen indiziert.
Polarität: Yang
Element: Wasser
Gekoppeltes Organ: Niere
Gewebe: Knochen
Sinnesorgan: Ohr
Maximalzeit: 15–17 Uhr

2.8 Nieren-Meridian Ni.

Verlauf: Als einziger Meridian des Beines
entspringt der Nieren-Meridian nicht an
dem Nagelwinkel einer Zehe, sondern auf
der Fußsohle, verläuft dann an der Innenseite des Beines zum Bauch, wo er seitlich
der Mittellinie liegt. Der Meridian endet
unterhalb der Schlüsselbeingrube mit
dem Punkt Niere 27 Shufu. Vom Unterbauch zweigt der innere Meridianverlauf
nach hinten ab, verläuft entlang der Wirbelsäule nach oben, durchzieht die Nieren, läuft dann weiter durch Leber und
Lunge zum Rachen und endet an der
Zungenwurzel. Von der Niere zieht auch
eine Verbindung zur Blase, dem gekoppelten Yang-Organ.

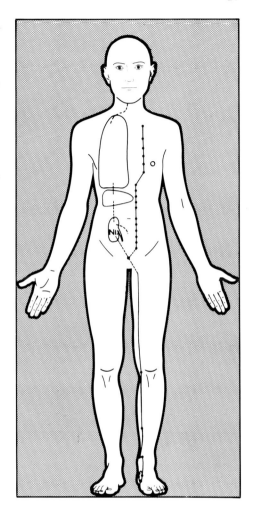

Bedeutung des Meridians: Der Nieren-
Meridian ist mit dem Blasen-Meridian gekoppelt und bildet mit ihm eine funktionelle Einheit. Diese beinhaltet neben der
Ausscheidungsfunktion der Nieren und
des Harnwegsystems auch die Funktionen
der Reproduktion einschließlich der
äußeren Genitale. Die traditionelle chine-
sische Medizin beschreibt das System der
Feuer- oder Yang-Niere, das den hormo-
nellen Funktionen des Nebennierenmarks
entspricht.
Das chinesische Nierensystem im traditio-
nellen Sinne beeinflußt im psychischen
Bereich den Willen und ist so z. B. bei
Schwäche der Nierenenergie verantwort-
lich für Willenlosigkeit und Depressionen.
Die Hauptanwendungen der Punkte des
Nierenmeridians sind Erkrankungen der
Nieren und des Genitalsystems.
Polarität: Yin
Element: Wasser
Gekoppeltes Organ: Blase
Gewebe: Knochen
Sinnesorgan: Ohr
Maximalzeit: 17–19 Uhr

2.9 Perikard-Meridian Pe.

Der Perikard-Meridian oder Herzbeutel-Meridian wird auch Kreislauf-Sexualität (K.S.) oder Meister des Herzens (M.d.H.) genannt.
Der Perikard-Meridian übt eine starke Wirkung auf die Regulation der Kreislauffunktion aus.

Verlauf: Der Perikard-Meridian beginnt in der Mitte des Brustkorbs im Bereich des Herzbeutels. Ein innerer Ast zieht nach unten und durchläuft den oberen, mittleren und unteren „Erwärmer" in der Magengegend. Der Hauptast zieht vom Perikard seitlich und erreicht seitlich der Brust die Hautoberfläche im Punkt Perikard 1 Tianchi, verläuft zur Achsel, dann an der Innenseite des Armes und endet schließlich am Mittelfinger.

Bedeutung des Meridians: In der traditionellen chinesischen Medizin werden dem Herzen und dem Perikard das Gehirn und dessen geistige Funktionen zugeordnet. Herz und Perikard bilden nach dieser Vorstellung eine funktionelle Einheit, beide entsprechen dem Element Feuer.
Das Perikardsystem wurde als Schutz und Regulator der Herzfunktion betrachtet. Das Herzsystem entsprach mehr den geistigen Funktionen. Punkte des Perikard-Meridians wirken auf Kreislauffunktionen und sind deshalb bei Herz- und Kreislauferkrankungen anzuwenden.
Auch bei psychischen und psychosomatischen Erkrankungen sowie bei Magen- und Darmstörungen werden Punkte des Perikard-Meridians ausgewählt.

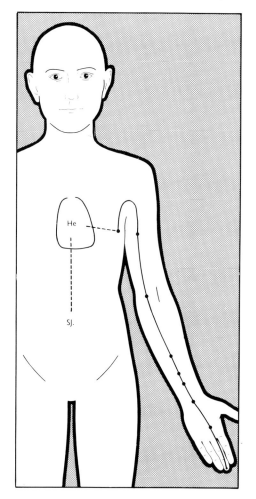

Polarität: Yin
Element: Feuer
Gekoppeltes Organ: Sanjiao, Dreifacher Erwärmer
Gewebe: Blut und Blutgefäße
Sinnesorgan: Zunge
Maximalzeit: 19–21 Uhr

2.10 Sanjiao-Meridian SJ.

Der Meridian wird in der Übersetzung als dreifacher Erwärmer (3 E) oder dreifacher Erhitzer bezeichnet.

Verlauf: Der Sanjiao-Meridian beginnt am seitlichen Nagelwinkel des Ringfingers, verläuft über die Außenseite der Hand und des Armes über die Schulter, umkreist die Ohrmuschel und zieht zur Außenseite der Augenbraue. Von der Schulter entspringt der innere Ast und zieht zum Perikard und dann weiter nach unten zum Sanjiao in der Magengegend. Im Gesicht verläuft ein Ast bogenförmig über die Wange und endet unterhalb des Auges.

Bedeutung des Meridians: Das Huang Di Nei Jing und weitere antike Quellen beschreiben den Sanjiao als „brennende, erhitzte drei Höhlen". Da jedoch keine anatomischen Beschreibungen vorliegen, nimmt man an, daß die drei Körperhöhlen gemeint sind. Der obere „Erwärmer" entspricht dem Brustkorb und kontrolliert die Atmung, der mittlere „Erwärmer" entspricht der Bauchhöhle und kontrolliert die Verdauungsfunktionen, während der untere „Erwärmer" dem kleinen Becken zugeordnet wird und somit die Nieren- und Genitalfunktionen beherrscht. Obwohl das genaue Verständnis des Sanjiao fehlt, sind dem Meridian genaue Funktionen und Störungen zugeordnet. Punkte des Sanjiao-Meridians werden bei Schwerhörigkeit, Ohrensausen, Schwindel, bei Magen-Darmstörungen wie Verstopfung, bei Brustkorb-, Schulter- und Kopfschmerzen sowie bei Augenerkrankungen ausgewählt.

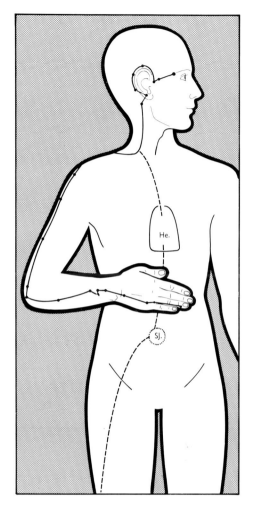

Polarität: Yang
Element: Feuer
Gekoppeltes Organ: Perikard
Gewebe: Blut und Blutgefäße
Sinnesorgan: Zunge
Maximalzeit: 21–23 Uhr

2.11 Gallenblasen-Meridian Gb.

Verlauf: Vom seitlichen Augenwinkel zieht der Gallenblasen-Meridian zum Ohr, umkreist es bis zum Hinterkopf, von hier läuft er zurück zur Stirn und dann parallel der Mittellinie zum Nacken, weiter über die Schulter zur seitlichen Brustwand, über die Seite des Bauches zur Seite des Beines und Fußes und endet am Nagelwinkel der 4. Zehe. Der innere Ast zweigt im Bereich des Halses vom oberflächlichen Verlauf ab, zieht durch den Brustkorb zur Leber und Gallenblase, dann weiter nach unten und erreicht in der Leistengegend den Hauptverlauf des Meridians wieder. An der Schläfe zieht eine innere Verbindung zum Ohr und dann zum Magen-Meridian ins Gesicht.

Bedeutung des Meridians: Der Gallenblasen-Meridian steht in einer engen Beziehung zur Leber. Beide Meridiane beeinflussen den Stoffwechsel und sind in der traditionellen Vorstellung für die Zirkulation der Lebensenergie, Qi, verantwortlich. Punkte des Gallenblasen-Meridians im Bereich des Stammes und die wichtigsten Fernpunkte sind bei Leber- und Gallenblasenerkrankungen, Kreuzschmerzen, Ischialgien, Lähmungen und Erkrankungen der Brust anzuwenden. Punkte des Kopfes und des Nackenbereiches dienen zur Behandlung von Augenerkrankungen, Kopfschmerzen, Ohrerkrankungen und Nackenschmerzen.

Polarität: Yang
Element: Holz
Gekoppeltes Organ: Leber
Gewebe: Sehnen und Muskeln
Sinnesorgan: Auge
Maximalzeit: 23.00–1.00 Uhr

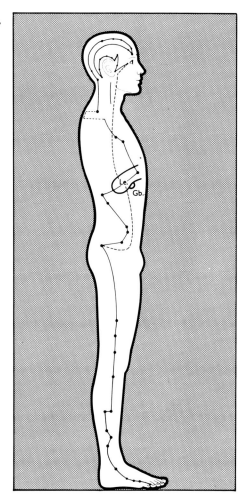

2.12 Leber-Meridian Le.

Verlauf: Der Leber-Meridian zieht von der großen Zehe an der Innenseite des Unter- und Oberschenkels zum äußeren Genitale, dann zum Bauch und endet an der seitlichen Brustwand. Ein innerer Ast zweigt im Genitalbereich ab und zieht nach oben über den Magen zu Leber und Gallenblase, dann durch den Brustkorb und Rachen zum Gesicht, zu den Augen und endet im Bereich des Punktes Du 20 Baihui.

Bedeutung des Meridians: Der Leber-Meridian hat eine besonders enge Beziehung zum Genitale und dessen Funktionen. Auch zum Auge bestehen enge Beziehungen. Die Punkte am Fuß werden zur Behandlung von Erkrankungen des Auges und bei Kopfschmerzen angewendet. Punkte am Bein dienen der Behandlung von Störungen der Genitalfunktion sowie von Leber- und Stoffwechselerkrankungen. Punkte des Rumpfes sind bei Leber-, Gallenblasen- und Stoffwechselerkrankungen anzuwenden.
Polarität: Yin
Element: Holz
Gekoppeltes Organ: Gallenblase
Gewebe: Sehnen und Muskeln
Sinnesorgan: Auge
Maximalzeit: 1.00–3.00 Uhr

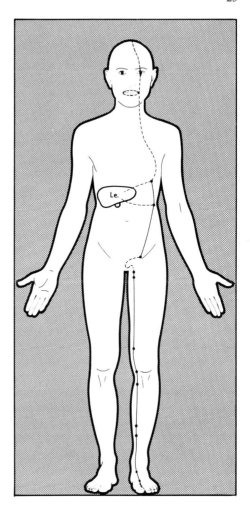

2.13 Konzeptionsgefäß, Ren Mai

Der Ren-Meridian (Ren Mai) wird in der alten Wade-Giles-Nomenklatur auch als Jenn Mo, in der deutschsprachigen Literatur als Konzeptionsgefäß bezeichnet.
Der Ren-Meridian ist ebenso wie der Du-Meridian keinem inneren Organ direkt verbunden. Er hat jedoch eine Kontrollfunktion über die 6 Yin-Meridiane sowie die vorne gelegenen Alarmpunkte verschiedener innerer Organe. Aufgrund seines Einflusses auf die Genitalorgane wird er Konzeptionsgefäß genannt.

Verlauf: Der Ren-Meridian beginnt am Damm und verläuft in der vorderen Mittellinie über Bauch und Brustkorb und endet unter dem Mund.

Bedeutung des Meridians: Als den 6 Yin-Organen übergeordneter Meridian haben die Punkte des Ren Mai eine koordinierende Wirkung auf Erkrankungen der Yin-Organe des Bauches, nämlich Milz-Pankreas, Leber und Niere, sowie des Brustkorbes: Lunge und Herz. Deshalb werden die Punkte des Ren Mai bei Blasen- und Genitalerkrankungen sowie bei Magen-Darmbeschwerden und bei Herz- und Lungenerkrankungen häufig angewendet. Auf dem Ren Mai liegen viele Alarmpunkte: für die Blase, für den Dünndarm, für Sanjiao, für den Magen, für das Herz und für das Perikard. Auch Punkte mit starker tonisierender Wirkung sind auf dem Ren-Meridian zu finden, wie Ren 6, Meer der Energie, und Ren 8, der Nabel (nur Moxibustion).

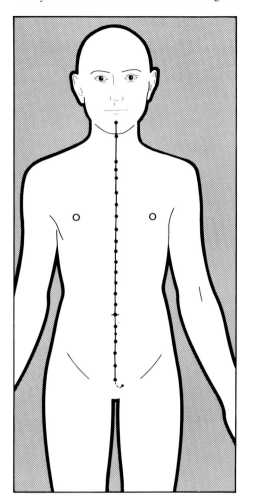

2.14 Lenkergefäß, Du Mai

Dieser Meridian wird auch Du (Wade Giles: Tou Mo), Lenkergefäß oder Gouverneurgefäß genannt. Du bedeutet regieren oder lenken. Mit dem Ren-Meridian und den 12 Haupt-Meridianen zählt er zu den „Vierzehn Meridianen". Zusammen mit dem Ren-Meridian wird der Du-Meridian zu den 8 „Außerordentlichen Meridianen" gerechnet.

Dem Du-Meridian ist kein Organ zugeordnet, jedoch besteht eine enge Beziehung zum Zentralnervensystem. Nach der traditionellen Vorstellung wird er als Lenker aller 6 Yang-Meridiane betrachtet und hat eine wichtige übergeordnete Rolle. Der Du Mai hat einen ausgeprägten Einfluß auf die Funktionen des Zentralnervensystems, besonders auf psychische Funktionen.

Verlauf: Der Du Mai beginnt am Steißbein und zieht auf der hinteren Mittellinie über die Dornfortsätze zum Nacken, dann über die Mittellinie des Schädels zur Stirn und Nase und endet an der Oberlippe im Mund.

Bedeutung des Meridians: Den 6 Yang-Meridianen übergeordnet hat der Du Mai eine wichtige koordinierende und harmonisierende Wirkung auf alle Körperregionen und Organe. Punkte des Du Mai im Lenden- und Steißbeinbereich sind bei Harnwegserkrankungen sowie bei Rückenschmerzen indiziert. Punkte im Brustkorb- und Nackenbereich werden zur Behandlung von Nackenschmerzen, Interkostalneuralgie, Abwehrschwäche, Fieber und Infektionserkrankungen herangezogen. Punkte des Kopfbereichs sind wichtig in der Behandlung von psychischen,

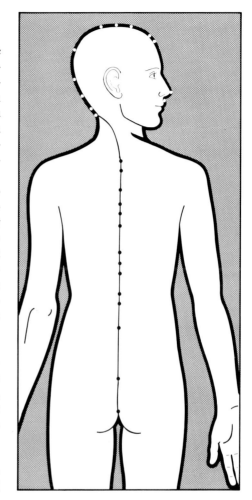

psychosomatischen und neurologischen Erkrankungen sowie bei Kopfschmerzen und Migräne.

Der Punkt Du 20, auf dem Schädeldach gelegen, ist der bedeutendste übergeordnete Punkt und spielt deshalb eine eminent wichtige Rolle in der Akupunktur, wird jedoch nicht zur Akupressur herangezogen.

3 Behandlungsmethoden der chinesischen Medizin: Akupunktur, Moxibustion, Akupressur

Akupunktur gehört in die Hand des erfahrenen Arztes, der die moderne medizinische Diagnostik beherrscht und daneben über ein diagnostisches und therapeutisches Verständnis im Sinne der chinesischen Medizin verfügt. Eine genaue Diagnostik ist von großer Bedeutung, weil sich hinter unscheinbaren Symptomen auch bösartige Erkrankungen verbergen können, die nur der kundige Arzt erkennt.

Die Weltgesundheitsorganisation hat 1979 eine Liste von wichtigen Erkrankungen erstellt, bei denen die Akupunkturtherapie erfolgversprechend angewandt werden kann (siehe Anhang S. 81).

Akupressur wird schon seit der Antike in China zur Linderung von leichten und mittelschweren krankhaften Störungen als Selbsthilfe angewendet. In der Volksrepublik China lernen heute schon Schulkinder die wichtigsten Akupunkturpunkte und die Technik der Massage für die Selbstbehandlung. So lassen sich bei richtiger Anwendung große Mengen von Medikamenten einsparen. Gerade im Hinblick auf den heutzutage stetig wachsenden Verbrauch an schmerzlindernden Medikamenten und aufgrund ihrer häufigen Nebenwirkungen auf den Verdauungstrakt, die Nieren und die Blutbildung ist die Akupressur empfehlenswerter denn je. Vor jeder Selbstbehandlung ist jedoch eine genaue Diagnose durch den behandelnden Arzt zu stellen, um zu verhindern, daß schwerwiegende und bösartige Erkrankungen nicht erkannt werden. Jede Selbsthilfe sollte deshalb mit dem behandelnden Arzt besprochen werden. Akupressur ist auch kein Ersatz für Akupunkturbehandlung oder sonstige konventionelle Therapie, sondern eine Ergänzung und Unterstützung anderer Heilverfahren.

Moxibustion ist auch ein seit der Antike angewandtes wichtiges Heilverfahren der traditionellen chinesischen Medizin. Akupunkturpunkte werden durch Abbrennen getrockneter Blätter der Heilpflanze Artemisia vulgaris (Beifuß) angewärmt. Die Durchführung der Moxibustion wird im 6. Kapitel erläutert. Moxibustion dient der Anregung der Lebensenergie, Qi, in den Meridianen und Organen und zeigt eine effektive Wirkung bei Schwächezuständen, niedrigem Blutdruck oder Depressionen.

3.1 Anwendungsgebiete der Akupressur

Das Hauptanwendungsgebiet der Akupressur ist die Behandlung von leichten und mittelschweren Schmerzzuständen, wie Kopfschmerzen, Gesichts- und Zahnschmerzen, Nacken- und Schulterschmerzen, Ischialgien und Lumbalgien. Viele vegetative und psychosomatische Störungen lassen sich ebenfalls positiv beeinflussen, wie zum Beispiel Schlaflosigkeit, Nervosität, innere Unruhe, Übelkeit, Brechreiz, Seekrankheit, Verstopfung und Menstruationsstörungen. Die Behandlungsmethode und die Anwendung bei den einzelnen Krankheitsbildern finden im 4. und 5. Kapitel eine ausführliche Darstellung. Dieses Akupressurbuch erläutert die wichtigsten Krankheitsbilder, bei denen Akupressur erfolgversprechend anzuwenden ist.

Stirnkopfschmerzen
Seitliche Kopfschmerzen
Nackenschmerzen, Nackenkopfschmerzen, HWS-Syndrom
Schulterschmerzen, Schulter-Arm-Syndrom
Zahn- und Gesichtsschmerzen (Trigeminusneuralgie)
Lumbalgie und Ischialgie
Magenschmerzen, Übelkeit, Brechreiz, Seekrankheit
Verstopfung
Menstruationsstörungen
Innere Unruhe, Nervosität
Erkältungskrankheiten, Grippe, Schnupfen, Halsschmerzen
Notfälle, Ohnmacht, Kreislaufkollaps

Tabelle 5. Anwendungsgebiete der Akupressur

3.2 Wirkungsweise der Akupressur und Akupunktur

Warum Akupressur eine oft erstaunliche und dauerhafte Wirkung zeigt, ist noch wenig untersucht worden. Die wissenschaftliche Erforschung der Akupunktur in den letzten Jahren machte deutlich, daß bei der Nadelung mehrere Wirkungsmechanismen nebeneinander beteiligt sind. Die Nadelung von bestimmten Akupunkturpunkten führt zu einem Einstrom von Nervenreizen über schnell leitende A-Nervenfasern in die Zentren des Mittelhirns. Die Schmerzreize werden hingegen durch langsam leitende C-Nervenfasern in das Mittelhirn transportiert.

Im Thalamus, einer besonders wichtigen Zwischenstation auf dem Weg zur Hirnrinde, die der eigentliche Ort der Schmerzempfindung ist, hemmen die schnellen Nervenimpulse, die von den Akupunkturnadeln ausgehen, die langsamen Schmerzimpulse, die somit die Hirnrinde nicht oder nur abgeschwächt erreichen.

Diese sogenannte „Gate control theory of pain" wurde schon 1965 von Melzack und Wal in Kanada erstellt und vielfach ergänzt und bestätigt.

Daneben fand man 1975 körpereigene Stoffe, die dem Morphium ähnlich sind und eine starke, schmerzlindernde Wirkung besitzen. Man nennt sie Endorphine. Es konnte gezeigt werden, daß diese Endorphine bei der Nadelung von Akupunkturpunkten freigesetzt werden und so zur Schmerzlinderung beitragen. Die „Gate control theory" und die Endorphintheorie sind die beiden wichtigsten Erklärungsgrundlagen für die Wirkung der Akupunktur mit den Mitteln der westlichen Wissenschaft. Daneben scheinen auch reflektorische Mechanismen bei der Akupunkturwirkung beteiligt zu sein. Bei der Schmerzlinderung durch Akupunktur arbeiten so mehrere Mechanismen nebeneinander. Auch bei der Akupressur scheinen ähnliche Vorgänge beteiligt zu sein, jedoch ist die Wirkungsstärke der Akupressur geringer als die der Nadelung.

3.3 Technik der Akupressur

Bei der Akupressur kommt es auf die exakte Lage der Punkte in besonderer Weise an. Die Lokalisation kann anhand der Abbildungen und des Begleittextes genau bestimmt werden.

Die Massage erfolgt gezielt mit der Fingerkuppe des Zeigefingers oder des Daumens oder bei einigen Punkten mit dem Nagel. Man massiert mit kreisender Bewegung oder in Längsrichtung zum Meridian, also auf und ab. Die massierende Bewegung wird in Richtung des Meridianflusses betont:

Bei den Yin-Meridianen an der Innenseite der Arme vom Rumpf zur Peripherie. Bei den Yang-Meridianen an der Außenseite der Arme ist die Richtung von unten nach oben, also von der Peripherie zum Zentrum.

Bei den dann folgenden Yang-Meridianen (Magen, Blase und Gallenblase) vom Kopf über den Rumpf zu den Füßen, also von oben nach unten; und schließlich bei den drei Yin-Meridianen an der Innenseite des Beines von unten nach oben.

Die Betonung der Massagerichtung entlang der Flußrichtung des Meridians ist besonders bei der Behandlung von ausstrahlenden Schmerzen von Bedeutung. Oft strahlen Schmerzen entlang der Meridiane aus; gerade dann ist es wichtig, Punkte des entsprechenden Meridians intensiv zu massieren. Der Massagedruck ist je nach Lage der Akupunkturpunkte unterschiedlich: Punkte im Bereich von Muskeln werden kräftig massiert, während Punkte im Gesicht und über Nervenaustrittsstellen vorsichtiger behandelt werden. Bei geschwächten und sensiblen Patienten massiert man weniger intensiv als bei athletischen. Am Anfang der Behandlung ist der Massagedruck zunächst geringer und wird dann langsam und stetig gesteigert. Die Massage sollte jedoch nie schmerzhaft sein. Die Massagezeit beträgt bei den Nahpunkten im Bereich der Erkrankung 30–60 Sekunden je Punkt und bei den Fernpunkten an den Armen und Beinen 1–2 Minuten je Punkt.

4 Punkte mit besonderer Wirksamkeit

Nachfolgend werden die 12 wirksamsten Akupunkturpunkte vorgestellt, die in der Akupressur eine wichtige Rolle spielen. Jeder Akupunkturpunkt hat einen chinesischen Namen, der aufgeführt ist und dessen Übersetzung interessante Zusammenhänge verdeutlicht. Im folgenden sind für die Punkte neben ihren chinesischen Namen und deren Übersetzung auch die Bedeutung und Wirksamkeit für die Therapie sowie die genaue Lage dargestellt. Auch Anleitungen für die Massage der Punkte und die Massagedauer werden gegeben. Die Punkte liegen auf einem Meridian und haben eine Zahl, die die Reihenfolge auf dem Meridian angibt, zum Beispiel ist „Dickdarm 4" der 4. Punkt des Dickdarm-Meridians.

4.1 Arm und Hand

Dickdarm 4

Hegu   Geschlossenes Tal

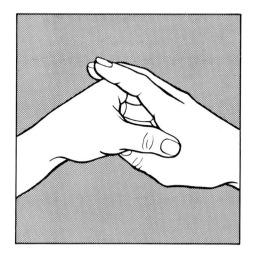

Bedeutung: Stärkster schmerzlindernder Punkt im Körper. Zusätzliche besondere Wirksamkeit auf das Gesicht und den Kopf. Anwendung bei allen Schmerzzuständen.
Lage: Muskel zwischen Daumen und Zeigefinger.
Anwendung: Kräftige Massage des Punktes zwischen dem Daumen und Zeigefinger für 1–2 Minuten je Seite. Wiederholung nach jeweils 15–30 Minuten, bis Schmerzfreiheit erreicht ist. Man sollte kräftig massieren, um ein starkes Druckgefühl dieser Stelle zu erreichen, jedoch ohne einen Schmerz auszulösen.

Dickdarm 11

Quchi   Gebogener Graben

Bedeutung: Homöostatisch (ausglei-
chend) wirkender Punkt. Körpereigene
Abwehr stärkend (immunstimulierende
Wirkung). Allgemeiner Tonisierungspunkt (kräftigender, stärkender Punkt).
Anwendung bei Schwächezuständen,
niedrigem Blutdruck, Infektanfälligkeit,
Hauterkrankungen.
Lage: Bei rechtwinkliger Beugung im El-
lenbogengelenk liegt der Punkt am seitlichen Ende der Beugefalte des Ellenbo-
gens.
Anwendung: Kräftige Massage des Punktes mit dem Daumen oder dem Zeigefinger für 1–2 Minuten. Wiederholung nach
jeweils 60 Minuten. Moxibustion ist besonders wirksam bei Schwächezuständen.

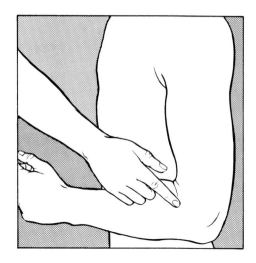

Lunge 7

Lieque   Fehler in der Reihe

Bedeutung: Besondere Wirkung bei Erkrankungen der Atmungsorgane (z. B.
Bronchitis) und deren Symptomen wie Husten, Auswurf, Heiserkeit. Fernwirkung
auf die Nackengegend.
Anwendung bei Verspannungen der
Nackenmuskulatur, Kopfschmerzen am
Hinterkopf, Halswirbelsäulensyndrom,
Schleudertrauma.
Lage: An der Außenseite des Unterarms,
auf der Kante der Speiche, zwei Fingerbreiten von der Beugefalte des Handgelenks.
Anwendung: Kräftige Massage mit dem
Nagel des Zeigefinger oder des Daumens
für 30–60 Sekunden beidseits. Wiederholung jeweils nach 15–30 Minuten.

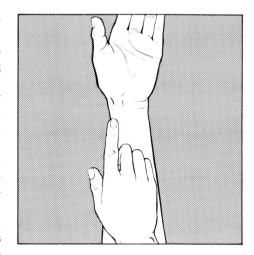

Dünndarm 3

Houxi   Hinterer Bach

Bedeutung: Fernwirkung auf die Nackengegend. Anwendung bei Schiefhals, Verspannung der Nackenmuskulatur, Halswirbelsäulensyndrom, Schleudertrauma.
Lage: An der Innenseite der Hand, am inneren Ende der Querfalte der Hand
(Kopflinie).
Anwendung: Kräftige Massage mit dem
Nagel des Daumens für 30–60 Sekunden
beidseits. Wiederholung jeweils nach
15–30 Minuten bis zur deutlichen Er-
leichterung der Beschwerden.

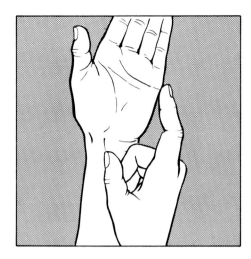

Perikard 6

Neiguan   Innerer Paß

Bedeutung: Beruhigende Wirkung auf
den Magen und Darm. Besondere Wirkung bei Übelkeit, Brechreiz, Erbrechen,
Schwindel, Schluckauf, Sodbrennen, Seekrankheit, Magenschmerzen, Verdau-
ungsbeschwerden. Psychisch beruhigender Punkt, wirksam bei innerer Unruhe,
Nervosität, psychischen Erregungszuständen, vegetativer Dystonie, Angstzuständen, vegetativen Herzrhythmusstörungen.
Lage: Auf der Innenseite des Unterarms,
auf der Mitte zwischen Speiche und Elle,
zwischen den beiden hier tastbaren Beugesehnen der Finger, zweieinhalb Fingerbreiten aufwärts von der Beugefalte des
Handgelenks.
Anwendung: Kräftiger, massierender
Druck mit dem Zeigefinger für 1–2 Minuten beidseits, mehrmalige Wiederholung
nach jeweils 15–30 Minuten. Bei der Massage ist ein starkes, in der Tiefe fühlbares
Druckgefühl auszulösen.

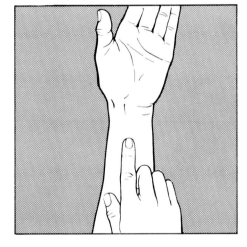

Herz 7

Shenmen   Tor des Geistes

Bedeutung: Stark psychisch beruhigender Punkt. Besondere Wirkung bei innerer Unruhe, Nervosität, psychischen Erregungszuständen, Schlaflosigkeit, Angstzuständen, vegetativer Dystonie, vegetativen Herzrhythmusstörungen.
Lage: Auf der Beugefalte des Handgelenks seitlich von der Sehne, die sich auf der Innenseite tasten läßt.
Anwendung: Kräftiger, massierender Druck mit dem Nagel des Zeigefingers oder des Daumens für 30–60 Sekunden beidseits. Wiederholung nach 15–30 Minuten.

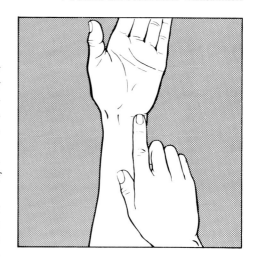

4.2 Bein und Fuß

Magen 44

Neiting   Innerer Paß

Bedeutung: Stärkster schmerzlindernder Punkt am Bein mit besonderer Wirkung auf den Kopf. Anwendung bei allen Schmerzzuständen.
Lage: Eine halbe Fingerbreite oberhalb des Schwimmhautrandes zwischen der 2. und 3. Zehe.
Anwendung: Kräftiger, massierender Druck mit dem Nagel des Daumens oder des Zeigefingers für 1–2 Minuten je Seite. Wiederholung nach jeweils 30 Minuten, bis Schmerzfreiheit erreicht ist. Man sollte kräftig massieren, um ein starkes Druckgefühl an dieser Stelle zu erzielen.

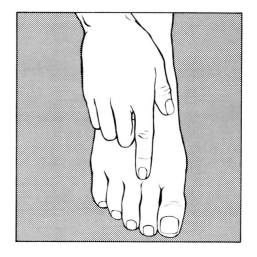

Magen 36

Zusanli   Drei Meilen am Bein

Bedeutung: Wichtiger Punkt bei Magen-
und Darmbeschwerden, Übelkeit, Brechreiz, Bauchschmerzen, Durchfallerkrankungen, aber auch bei Verstopfung. Sti-
mulierender Punkt bei Abgeschlagenheit,
niedrigem Blutdruck, Schwächezuständen
(bei Schwächezuständen wird auch Moxibustion dieses Punktes angewendet).
Lage: Man tastet die Schienbeinkante von
unten nach oben, bis man knapp unterhalb des Kniegelenks einen Vorsprung
fühlt. Von Beginn dieses Vorsprungs geht
man eine Fingerbreite seitlich.
Anwendung: Kräftige, kreisende Massage
des Punktes mit dem Daumen oder mit
dem Zeigefinger für 1–2 Minuten. Moxibustion, d. h. die Wärmeanwendung ist
bei Schwächezuständen besonders wirksam.

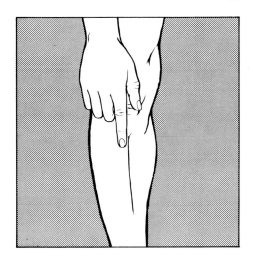

Milz-Pankreas 6

Sanyinjiao   Kreuzung der 3 Yin-Meridiane

Bedeutung: Wichtigster Punkt bei Erkrankungen des kleinen Beckens, der
Harnwege und des Genitalsystems. Besonders hilfreich bei schmerzhaften Menstruationsstörungen und Beschwerden
beim Wasserlassen. Ebenfalls wichtiger
Punkt bei Schwächezuständen, niedrigem
Blutdruck und Abgeschlagenheit (Moxibustion).
Lage: An der Innenseite des Unterschenkels eine Handbreit (vier Finger) oberhalb des höchsten Punktes des Innenknöchels an der Hinterkante des Schienbeins.
Anwendung: Kräftige Massage des Punktes mit dem Daumen oder dem Zeigefinger für 1–2 Minuten. Wiederholung nach
30–60 Minuten. Moxibustion ist besonders bei Schwächezuständen angezeigt.

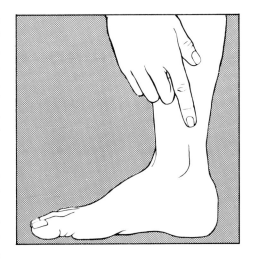

Blase 40

Weizhong   Mitten in der Biegung

Bedeutung: Wichtiger Fernpunkt bei Rückenschmerzen, Lumbago, Ischias sowie bei Erkrankungen im Beckenraum.
Lage: In der Mitte der Kniekehle.
Anwendung: Kräftiger, kreisender Druck mit dem Daumen oder dem Zeigefinger für 1–2 Minuten. Wiederholung nach 30–60 Minuten, bis Schmerzfreiheit erreicht ist. Bei chronischen Schmerzen und Schwächezuständen kann auch Moxibustion angewandt werden.

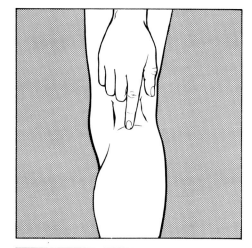

Blase 60

Kunlun   Kunlun-Gebirge

Bedeutung: Wichtiger Punkt bei Rückenschmerzen, Lumbago, Ischias und Kopfschmerzen im Nackenbereich.
Lage: Hinter dem Außenknöchel. Die Stelle liegt zwischen Achillessehne und Außenknöchel.
Anwendung: Kräftige Massage mit dem Daumen oder dem Zeigefinger für 1–2 Minuten. Wiederholung jeweils nach 30–60 Minuten. Moxibustion ist besonders bei chronischen Rückenschmerzen angezeigt.

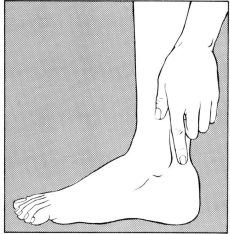

Du 26

Renzhong   Mitte der Oberlippe

Bedeutung: Dieser Punkt ist besonders wirksam bei akuten Notfällen wie Ohnmacht, Kollapszuständen, Schock, aber auch bei epileptischen Anfällen.
Lage: Unmittelbar unter der Nase. Man teilt die Oberlippe in drei gleiche Teile ein; der Punkt liegt an der Grenze zwischen dem mittleren und oberen Drittel.
Anwendung: Kräftiger Druck mit dem Nagel des Zeigefingers, bis der Patient wieder zu Bewußtsein kommt. Dies ist in der Regel nach 5–20 Sekunden der Fall.

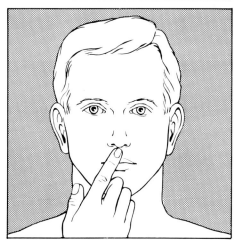

5 Behandlung von Erkrankungen und Störungen

5.1 Behandlungsprinzipien

Bei der Auswahl von Punkten für die Akupressurbehandlung werden immer zwei Gruppen von Punkten ausgewählt:

1. **Nahpunkte,** die im Bereich der Erkrankung liegen, zum Beispiel bei Stirnkopfschmerzen im Bereich der Stirn, bei Menstruationsstörungen am Unterbauch, bei Rückenschmerzen am Rücken. In der Regel sollte man 3–5 Nahpunkte je Seite auswählen und dann massieren.

2. **Fernpunkte** liegen im Bereich der Hände, des Unterarms, der Beine bzw. Füße und haben eine starke Wirkung auf die entsprechenden Störungen und Erkrankungen, zum Beispiel hat Dickdarm 4 Hegu, zwischen Zeigefinger und Daumen gelegen, eine starke schmerzlindernde Wirkung. Magen 36 Zusanli wirkt schmerzlösend und entspannend auf den Magen und den Darm. Im allgemeinen wählt man an den Armen und Beinen 2–3 Fernpunkte aus. Um die Wirkung zu verstärken, werden sie immer beidseitig massiert. Auch bei einseitig auftretenden Erkrankungen behandelt man die Fernpunkte beidseits. Die Massagezeit beträgt für die Nahpunkte 30–60 Sekunden, für die Fernpunkte 1–2 Minuten. Die Nahpunkte massiert man zunächst mit geringerem Druck und steigert den Massagedruck im Laufe der Behandlung kontinuierlich. Fernpunkte werden mit kräftigem Druck massiert. Eine Akupressurbehandlung dauert zwischen 8 und 12 Minuten. Sie sollte nach jeweils einer Stunde wiederholt werden, wenn die Beschwerden nicht deutlich nachlassen.

Man kann drei- bis viermal am Tag die Akupressurbehandlung durchführen. Wenn nach zwei bis drei Tagen keine Veränderung der Symptome auftritt, sollte man mit einem Arzt Rücksprache nehmen.

Im folgenden werden **12 wichtige Erkrankungen und Störungen** dargestellt. Zunächst erfolgt die Beschreibung der Erkrankung, deren Ursache und Charakter. Die Prinzipien der Behandlung und die Darstellung der Nah- und Fernpunkte folgen. Erläutert wird die Behandlung von Stirnkopfschmerzen, Kopfschmerzen seitlich, Nackenschmerzen und HWS-Syndrom, Schulterschmerzen, Gesichts- und Zahnschmerzen, Lumbalgien und Ischialgien, Magenschmerzen, Übelkeit, Brechreiz, Seekrankheit, Verstopfung, Menstruationsschmerzen, innerer Unruhe und Nervosität, Erkältungskrankheiten und Grippe.

5.2 Stirnkopfschmerzen

Die Ursachen von Kopfschmerzen und Migräne sind vielfältig. Hier werden nur einige erwähnt, zum Beispiel psychische Belastungen, Wetterfaktoren, vererbte Neigungen. Selten kann auch ein Hirntumor Ursache von Kopfschmerzen sein. Deshalb muß vor jeder Selbstbehandlung eine genaue Untersuchung durch einen Arzt erfolgen. Wenn Kopfschmerzen neu auftreten oder wenn sie ihren gewohnten Charakter verändern, ist ebenfalls eine gründliche Untersuchung notwendig.

Die übliche Medikamententherapie von Kopfschmerzen beseitigt nur die Symptome. Durch die Tabletteneinnahme werden nur die einmaligen Schmerzen behoben, aber nicht die eigentliche Ursache der Erkrankung. Beim erneuten Auftreten von Kopfschmerzen ist auch erneute Tabletteneinnahme notwendig. Diese ist von häufigen Nebenwirkungen, so zum Beispiel Magen-Darm-Verstimmungen, Blutbildveränderungen und Nierenschädigung begleitet.

Die wirkungsvollste Kopfschmerz- und Migränetherapie ist die Akupunkturbehandlung. Gerade bei heftigen und chronischen Kopfschmerzen ebenso wie bei Migräne gelingt es, durch die Akupunktur den chronisch wiederkehrenden Charakter dieser Erkrankung zu durchbrechen und jahrelange Schmerzfreiheit zu erreichen.

Die Akupressur als Selbstbehandlung eignet sich besonders zur Beeinflussung von einmalig auftretenden akuten Kopfschmerzen, von leichteren Kopfschmerzen sowie zur Unterstützung anderer Behandlungsarten. Es werden in der Regel 4–5 Punkte ausgewählt, die beidseitig behandelt werden. 2–3 Punkte liegen im Bereich des Kopfes, dies sind die Nahpunkte. Hinzu kommen 2 Punkte an der Hand bzw. dem Fuß, die Fernpunkte. Die Auswahl der Nahpunkte ist abhängig von der Schmerzlokalisation. Man unterscheidet Stirnkopfschmerzen (5.2) von seitlichen Kopfschmerzen (5.3) und von Nackenkopfschmerzen (5.4). Nackenkopfschmerzen werden in ähnlicher Weise behandelt wie Nackenschmerzen und HWS-Syndrom (5.4).

Punkte bei Stirnkopfschmerzen

Nahpunkte:

Blase 2

Zanzhu   Mit Bambus bedeckt

Lage: Am mittleren Ende der Augenbrauen genau oberhalb des inneren Augenwinkels. Dieser Punkt ist häufig sehr druckempfindlich, deshalb sollte ausdauernd, aber mit geringem, kreisendem Druck für 30–60 Sekunden stimuliert werden.

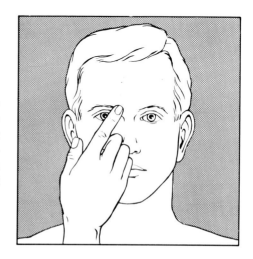

Extra 3

Yuyao   Fischrücken

Lage: In der Mitte der Augenbraue. Auch dieser Punkt ist druckempfindlich, weil er auch ein Nervenaustrittspunkt ist, deshalb nur mit geringem, kreisendem Druck massieren.

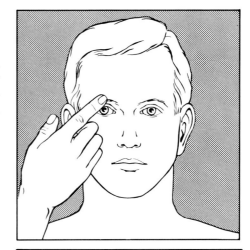

Sanjiao 23 (Dreifacher Erwärmer 23)

Sizhukong   Frei von feinem Bambus

Lage: Am seitlichen Ende der Augenbraue. Dieser Punkt wird kräftiger für 30–60 Sekunden massiert.
Sanjiao bedeutet dreifacher Erwärmer und ist ein übergeordneter Meridian der traditionellen chinesischen Medizin.

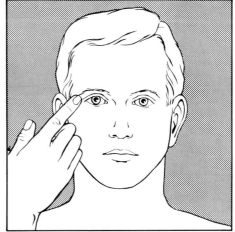

Magen 8

Touwei   Den Kopf binden

Lage: An der Schläfe eine Fingerbreite hinter dem Winkel der Stirnhaargrenze. Der Punkt liegt oberhalb des seitlichen Endes der Augenbraue (Dreifacher Erwärmer 23). Akupressur erfolgt mit kreisender Bewegung für 30–60 Sekunden je Seite. Dies sind die vier Nahpunkte im Bereich der Erkrankung. Sie werden mit den Fernpunkten Dickdarm 4 und Magen 44 kombiniert.

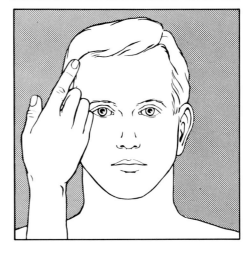

Fernpunkte:

Dickdarm 4

Hegu   Geschlossenes Tal

Lage: Zwischen Daumen und Zeigefinger ist ein kräftiger Muskel zu fühlen, der für 1–2 Minuten beidseitig kräftig massiert wird. Am Fuß kann zusätzlich bei hartnäckigen Schmerzen Magen 44 angewendet werden.

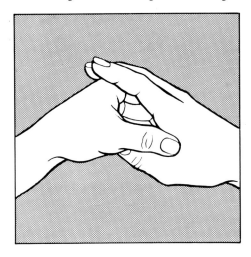

Magen 44

Neiting   Innere Halle

Lage: Zwischen 2. und 3. Zeh, eine halbe Fingerbreite oberhalb des Schwimmhautrandes. Kräftige Massage erfolgt mit dem Nagel für 1–2 Minuten je Seite.

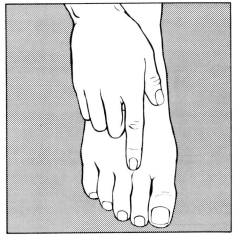

5.3 Seitliche Kopfschmerzen

Nahpunkte:

Magen 8

Touwei   Den Kopf binden

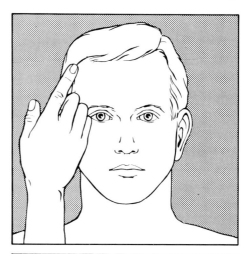

Lage: Schräg oberhalb des äußeren Augenwinkels eine Handbreit (vier Finger) oberhalb der Augenbraue, hinter dem Winkel der Stirnhaargrenze.
Die Punkte im seitlichen Kopfbereich werden mit kräftigem Druck und kreisender Bewegung für jeweils 30–60 Sekunden massiert. Druck- und schmerzempfindliche Stellen sind für kürzere Zeit zu behandeln.

Gallenblase 8

Shuaigu   Dem Tal folgen

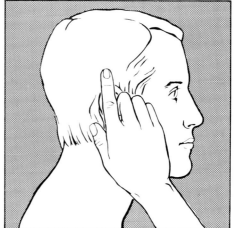

Lage: Eine Daumenbreite oberhalb des höchsten Punktes der Ohrmuschel. Massage erfolgt für 30–60 Sekunden.

Gallenblase 20

Fengchi   Windteich

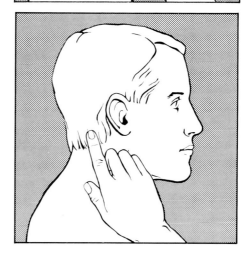

Lage: Eine Handbreit hinter dem Ohrläppchen in einer Mulde zwischen den Ansätzen der Nackenmuskulatur. Die hier tastbare Mulde ist meist sehr druck- und schmerzempfindlich, deshalb sollte die Massage an diesem Punkt sehr vorsichtig erfolgen.
Als Fernpunkte werden für seitliche Kopfschmerzen Dickdarm 4 und Magen 44 wie bei den Stirnkopfschmerzen angewendet. Zusätzlich kann auch noch Sanjiao 5 ausgewählt werden.

Fernpunkte:

Sanjiao 5

Waiguan   Äußerer Paß

Lage: Am Unterarm zwischen der Speiche und der Elle, zweieinhalb Fingerbreiten oberhalb der äußeren Beugefalte des
Handgelenks. Kräftige Massage auf und
ab erfolgt für 1–2 Minuten.

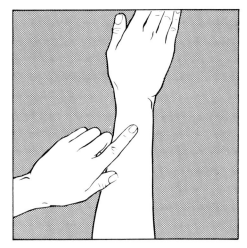

Dickdarm 4

Hegu   Geschlossenes Tal

Lage: Zwischen Daumen und Zeigefinger
ist ein kräftiger Muskel zu fühlen, der für
1–2 Minuten beidseitig kräftig massiert
wird. Am Fuß kann zusätzlich bei hartnäckigen Schmerzen Magen 44 angewendet werden.

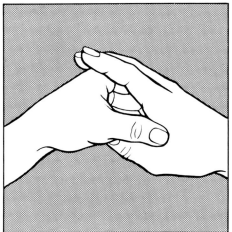

Magen 44

Neiting   Innere Halle

Lage: Zwischen 2. und 3. Zeh, eine halbe
Fingerbreite oberhalb des Schwimmhaut-
randes. Kräftige Massage erfolgt mit dem
Nagel für 1–2 Minuten je Seite.

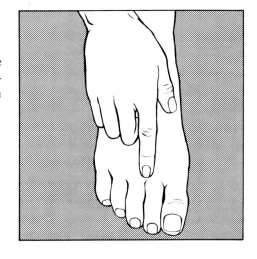

5.4 Nackenschmerzen, HWS-Syndrom, Kopfschmerzen im Bereich des Hinterkopfes

Häufig treten Schmerzen der Nacken- und Hinterkopfgegend in Folge einer Verspannung der Nackenmuskulatur auf. Diese Verkrampfungen sind durch psychische Spannungen, berufliche Fehlbelastungen oder auch durch Kälte bedingt. Häufig ist ein altersbedingter Verschleiß der Halswirbelsäule als Ursache zu erwägen.

Die übliche Medikamententherapie lindert die Schmerzen lediglich für kurze Zeit und führt zu keiner dauerhaften Besserung dieser Spannungszustände. Auch die konventionelle Massagebehandlung ist oft von beschränkter Wirksamkeit, weil nur lokal behandelt wird.

Im Gegensatz dazu gelingt es durch Akupunktur und häufig auch durch Akupressur, diese Schmerzzustände dauerhaft zu lindern. Die Akupressur muß allerdings für längere Zeit und besonders intensiv und gezielt angewendet werden. Wie bei jeder Akupressurbehandlung werden auch hier Nahstellen im Bereich der Schmerzen und Fernpunkte gleichwertig ausgewählt. Neben den angegebenen Akupunkturpunkten werden zusätzlich auch Stellen, die besonders schmerzempfindlich sind, behandelt.

Als Nahstellen wählt man: Blase 10, Gallenblase 20, Gallenblase 21 und Extrapunkt 17 in der Nackengegend aus. Dünndarm 3 und Dickdarm 4 im Bereich der Hand, Blase 60 am Fuß sind die Fernstellen.

Nahpunkte:

Gallenblase 20

Fengchi   Windteich

Lage: Eine Handbreit hinter dem Ohrläppchen in einer Mulde zwischen den Ansätzen der Nackenmuskulatur. Diese Stelle ist meist druck- und schmerzempfindlich, deshalb sollte die Massage an diesem Punkt vorsichtig erfolgen. Die Massagezeit beträgt 1–2 Minuten, bei Druckschmerzhaftigkeit gegebenenfalls kürzer.

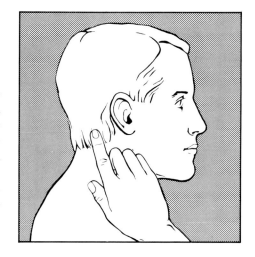

Blase 10

Tianzhu   Himmelsäule

Lage: Der Punkt liegt am Ansatz des
Nackenstreckmuskels, eines Muskelwul-
stes, der sich beidseits der Mittellinie
deutlich tasten läßt. Für 1–2 Minuten
wird mit kräftigem Druck der Übergang
vom Knochen zum Muskel massiert.
Auch bei einseitigen Schmerzen behandelt man immer doppelseitig.

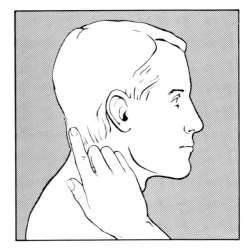

Gallenblase 21

Jianjing   Schulterbrunnen

Lage: Auf der höchsten Stelle der Schulter, auf der Mitte der Entfernung vom
Schultergelenk zum Nackenwirbel. Auch
dieser Punkt ist häufig druckempfindlich
und wird in der Regel für 1–2 Minuten
behandelt.

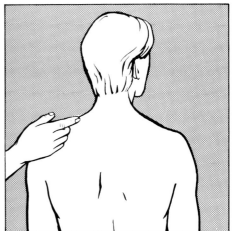

Extra 17

Dingquan   Asthma beruhigen

Lage: Eine Fingerbreite seitlich vom großen Halswirbeldornfortsatz. Dies ist die
Stelle, die bei nach vorne gebeugtem
Kopf am stärksten hervortritt. Während
der 1–2minütigen Massagezeit ist hier besonders kräftiger Druck beidseits der Wirbelsäule erforderlich.

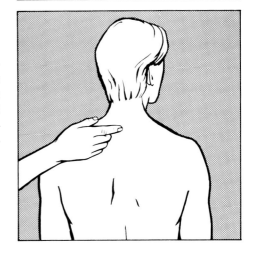

Fernpunkte an der Hand:

Dünndarm 3

Houxi   Hinterer Bach

Lage: Der Punkt liegt am Ende der Handquerfalte und wird bei geballter Faust lokalisiert. Die Massage erfolgt an diesem Punkt mit kräftigem Druck des Nagels bis kurz vor die Schmerzschwelle für 1–2 Minuten.

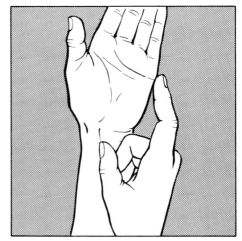

Dickdarm 4

Hegu   Geschlossenes Tal

Lage: Die Stelle liegt auf dem Muskel zwischen Daumen und Zeigefinger. Die Massage erfolgt durch kräftigen Druck oder Pressen des Muskels zwischen dem Daumen und dem Zeigefinger der massierenden Hand. Für 1–2 Minuten, bei besonders starken Schmerzen auch für längere Zeit, wird Dickdarm 4 massiert.

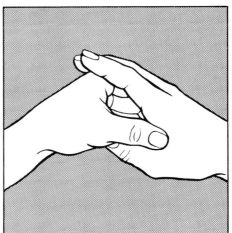

Fernpunkte am Bein:

Blase 60

Kunlun   Kunlun-Gebirge

Lage: Die Stelle liegt hinter dem Außenknöchel, in der Vertiefung zwischen Achillessehne und Außenknöchel. Die Massage erfolgt unter kräftigem, 1–2minütigem Druck je Seite.

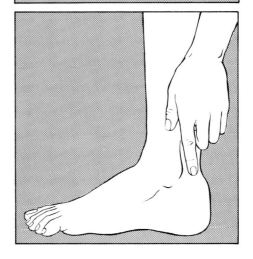

5.5 Schulterschmerzen und Schulter-Arm-Syndrom

Schulterschmerzen sind meist durch Überbelastung des Schultergürtels bedingt, zum Beispiel durch Tragen oder Heben von schweren Gegenständen. Auch kalte Zugluft kann als Ursache in Betracht kommen. Nur selten ist ein Gelenkverschleiß, also eine Arthrose für die Schulterschmerzen verantwortlich. Das Ausmaß der Schmerzen ist sehr unterschiedlich. Die Beschwerden treten entweder akut auf oder können sich chronisch über Wochen und Monate hinziehen. Sie strahlen oft in den Ober- und Unterarm aus. In diesem Fall spricht man von einem Schulter-Arm-Syndrom.

Chronische, aber auch sehr starke Schulterschmerzen werden mit Akupunktur behandelt. Akupressur eignet sich zur Behandlung von leichteren Schmerzzuständen und als Begleittherapie. Im chinesischen Medizinsystem werden Schulterschmerzen auf eine Blockade des Energieflusses im Bereich der Schulter zurückgeführt. In der Therapie kommt es darauf an, diese Stauung des Qi zu beseitigen. Dies geschieht entweder durch Nadelung oder durch Massage. Zur Therapie werden 3–4 Nahpunkte im Bereich der Schulter und wichtige Fernpunkte wie Dickdarm 4 und Magen 38 ausgewählt. Gerade Magen 38, der vorne am Unterschenkel liegt, hat eine ausgeprägte Wirkung auf die Schulter.

Nahpunkte:

Dickdarm 15

Jianyu   Schulterschlüsselbein

Lage: Bei leicht abgewinkeltem Arm fühlt man auf der Schulter zwei Grübchen. Dickdarm 15 liegt in der vorderen Grube und ist stark druckempfindlich. Kräftige Massage erfolgt für 30–60 Sekunden.

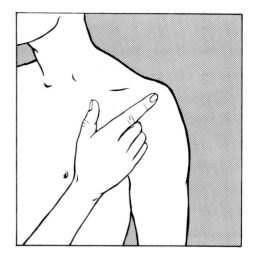

Dreifacher Erwärmer 14

Jianliao   Schulterknochenspalt

Lage: Der Punkt liegt in der hinteren der beiden Gruben, die man auf der Schulter bei abgewinkeltem Arm fühlt. Kräftige Massage für 30–60 Sekunden.

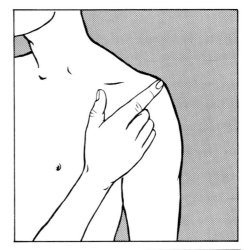

Dünndarm 9

Jianzhen   Standhafte Schulter

Lage: Eine Daumenbreite oberhalb der hinteren Schulterfalte. Kräftige, tiefgehende Massage des Muskels erfolgt für 30–60 Sekunden.

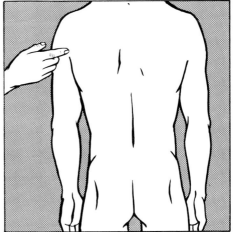

Gallenblase 21

Jianjing   Schulterbrunnen

Lage: Auf der höchsten Stelle der Schulter, auf der Mitte zwischen Schultergelenk und Wirbelsäule. Kräftige Massage des Muskelrandes für 30–60 Sekunden.

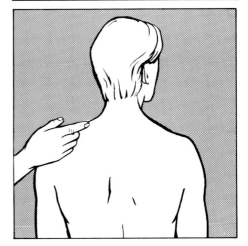

Extrapunkt 17

Dingquan   Asthma beruhigen

Lage: Eine Fingerbreite neben der Wirbelsäule. Man tastet bei leicht nach vorne
gebeugtem Kopf den Wirbel, der im Bereich der unteren Halswirbelsäule am
stärksten hervortritt. Dies ist der 7. Halswirbel, er wird Prominenz genannt. Eine
Fingerbreite daneben liegt Extra 17. Kräftige Massage parallel zur Wirbelsäule für
30–60 Sekunden beidseitig. – Dieser
Punkt wird bei der Akupunkturtherapie
von Asthma ebenfalls angegangen.

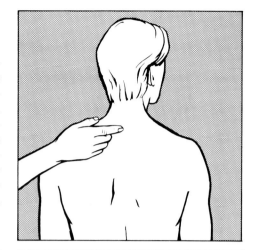

Die Punkte Dickdarm 15, Dreifacher Erwärmer 14, Dünndarm 9 und Gallenblase
21 werden bei einseitigen Schmerzen einseitig massiert, Extra 17 und die Fernpunkte Dickdarm 4 und Magen 38 beidseitig.

Fernpunkte:

Dickdarm 4

Hegu   Geschlossenes Tal

Lage: Zwischen Daumen und Zeigefinger. Kräftige Massage des Muskels für
1–2 Minuten. Dickdarm 4 ist der wirksamste schmerzlindernde Punkt.

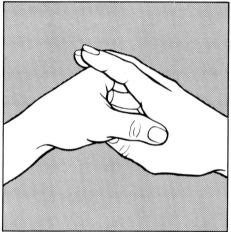

Magen 38

Tiaokou   Lange Öffnung

Lage: Der Punkt liegt am Unterschenkel,
eine Fingerbreite seitlich von der Schienbeinkante. Man mißt vom Unterrand der
Kniescheibe, bei gebogenem Kniegelenk,
zweieinhalb Handbreiten nach unten.
Kräftige Massage des Muskels neben dem
Schienbein für 1–2 Minuten je Seite.
Magen 38 ist der wichtigste und wirksamste Fernpunkt für das Schultergelenk. Gerade bei akuten und starken Schmerzen
erzielt die intensive Massage dieses Punktes oft eine sofortige Wirkung.

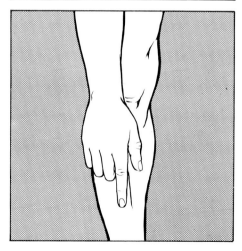

5.6 Gesichts- und Zahnschmerzen

Gesichtsschmerzen treten meist einseitig auf und werden zu der Gruppe der Neuralgien gezählt. Diese sogenannten Trigeminusneuralgien gehen mit stärksten Schmerzen einher. Gerade wenn die Schmerzen eine große Intensität aufweisen, ist eine Akupunkturbehandlung von besonderer Wirksamkeit. Akupressur eignet sich vor allem bei leichteren Schmerzzuständen im Gesichtsbereich. Trigeminusneuralgien werden häufig durch Kälte, Zug oder psychische Belastungen ausgelöst. In seltenen Fällen sind erkrankte Zähne die Ursache dieser Erkrankung. Die Schmerzen bei diesen Gesichtsneuralgien können wenige Stunden, aber auch mehrere Tage andauern und werden dann oft unerträglich.

Akupressur eignet sich auch zur Behandlung von Zahnschmerzen, jedoch nur für kurze Zeit, bis man einen Zahnarzt aufsucht. Auch beim Auftreten von Schmerzen während der Zahnbehandlung ist Akupressur wirksam.

Bei der Behandlung von Gesichts- und Zahnschmerzen werden zunächst Akupunkturpunkte im Gesichtsbereich ausgewählt. Dabei spielt es eine wichtige Rolle, ob die Schmerzen im mittleren Teil oder im unteren Teil des Gesichts auftreten. Entsprechend werden auch Punkte der betroffenen Gesichtshälfte zur Akupressur ausgewählt. Bei der Trigeminusneuralgie finden sich oft besonders empfindliche und hochschmerzhafte Stellen, die auf Kälte oder Berührungsreize sehr stark reagieren. Diese sogenannten Triggerpunkte sollten bei der Trigeminusneuralgie nicht massiert werden, da die Schmerzen dann verstärkt werden könnten. Statt dessen wählt man Punkte der schmerzfreien Gesichtshälfte aus, die den schmerzhaften Stellen der anderen Seite entsprechen und behandelt diese intensiv, weil enge Beziehungen zwischen den beiden Gesichtshälften bestehen. Auf der schmerzhaften Seite werden die Akupunkturpunkte zunächst sehr vorsichtig massiert, bei Verringerung der Schmerzintensität wird der Massagedruck erhöht. Die Fernpunkte an den Händen (Dickdarm 4), am Ellbogen (Dickdarm 11) und am Fuß (Magen 44) werden mit starkem Druck für 1–2 Minuten intensiv massiert.

Nahpunkte:

Magen 2

Sibai   Vier Weiß

Lage: Zwei Fingerbreiten unter der Mitte des Auges findet sich auf dem Backenknochen ein kleines Grübchen. Dies ist die Austrittsstelle eines Gesichtsnervs, der häufig auch sehr empfindlich ist. Zunächst wird deshalb mit geringem Druck und vorsichtig massiert. Die Massagezeit beträgt 30 Sekunden und wird langsam auf 60 Sekunden erhöht.

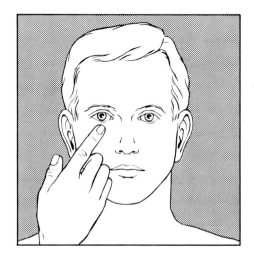

Magen 3

Juliao   Großer Knochenspalt

Lage: Drei Fingerbreiten unter der Mitte des Auges, genau seitlich vom Nasenflügelrand. Die Behandlungszeit für diesen Punkt beträgt 30–60 Sekunden.

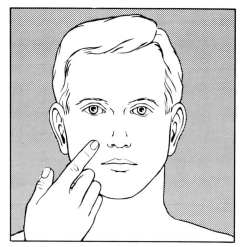

Dreifacher Erwärmer 23

Sizhukong   Frei von feinem Bambus

Lage: Am seitlichen Ende der Augenbraue. Auch dieser Punkt wird zunächst mit geringerem Druck massiert, im Verlauf der Behandlung wird der Massagedruck langsam und stetig erhöht.

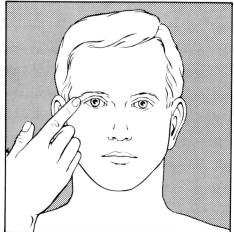

Dünndarm 18

Quanliao   Jochbeinknochenspalt

Lage: Man zieht eine Linie vom äußeren Augenwinkel nach unten und findet den Punkt genau unterhalb des Backenknochens, am vorderen Rand des Kaumuskels. Auch dieser Punkt wird zunächst vorsichtig für 30–60 Sekunden behandelt.

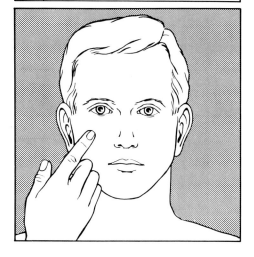

Magen 7

Xiaguan   Unter dem Paß

Lage: Genau unter dem querverlaufen-
den Backenknochen eine Fingerbreite vor
dem Ohr. Der Punkt liegt zwei Fingerbreiten hinter dem Punkt Dünndarm 18,
der oben beschrieben wurde. Hier wird
mit kräftigem Druck der Kaumuskel massiert.

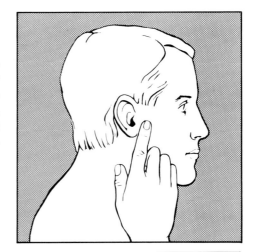

Bei Schmerzen in der unteren Gesichtshälfte:

Magen 6

Jiache   Wangenmechanik

Lage: Genau unterhalb des Punktes Magen 7, auf dem höchsten Punkt des Kaumuskels bei angespanntem Unterkiefer.
Der Punkt liegt vor und oberhalb des
Kieferwinkels. Zunächst wird auch hier
mit geringerem Druck massiert, der langsam und stetig erhöht wird.

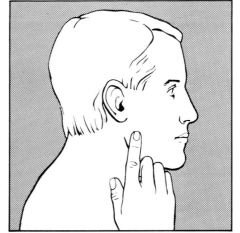

Extra 5

Jiachengjiang   Brei empfangen

Lage: Auf der Mitte zwischen Unterlippe
und Kinnspitze eine Fingerbreite rechts
und links neben der Mittellinie. Hier sind
auch wichtige Nervenaustrittstellen, die
bei Neuralgien sehr schmerzhaft sein können. Dann wird zunächst mit geringem
Druck massiert. Nach Abnahme der
Schmerzhaftigkeit wird der Druck erhöht.
Massagezeit zunächst 30 Sekunden, später
60 Sekunden.

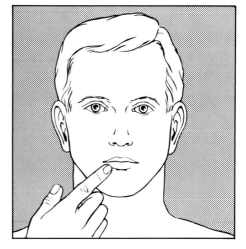

Fernpunkte am Arm und Bein:

Dickdarm 4

Hegu   Geschlossenes Tal

Lage: Zwischen Daumen und Zeigefinger. Kräftige Massage des Muskels für 1–2 Minuten.

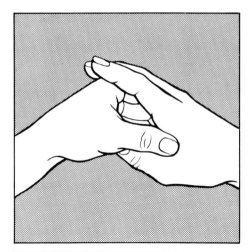

Dickdarm 11

Quchi   Gebogener Graben

Lage: Bei rechtwinkliger Beugung im Ellbogengelenk liegt der Punkt am seitlichen Ende der Beugefalte des Ellbogens.
Kräftige Massage des Punktes mit dem Daumen oder dem Zeigefinger für 1–2 Minuten.

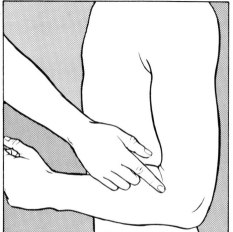

Magen 44

Neiting   Innere Halle

Lage: Eine halbe Fingerbreite oberhalb des Schwimmhautrandes zwischen 2. und 3. Zeh.
Kräftiger, massierender Druck mit dem Nagel des Daumens oder des Zeigefingers erfolgt für 1–2 Minuten je Seite. Dies ist einer der wichtigsten schmerzlindernden Punkte im Körper, und er hat auch eine zusätzliche Wirkung auf den Kopf und das Gesicht.

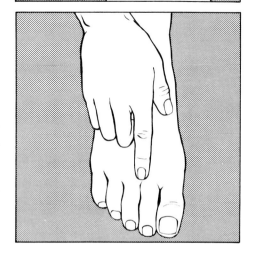

5.7 Lumbalgie und Ischialgie

Lumbalgien sind durch Schmerzen im Bereich der Lendenwirbelsäule gekennzeichnet. Bei Ischialgien strahlt der Schmerz in das Bein entweder nach hinten oder seitlich aus. Daneben sind die Erkrankungen begleitet von einer muskulären Verspannung der Lendenmuskulatur mit Steifheitsgefühl in der Kreuzgegend und bei schweren Formen bis zur Bewegungseinschränkung und Gehunfähigkeit. Wenn im Bereich der Beine ein Taubheitsgefühl auftritt oder Brennen, Kribbeln oder Ameisenlaufen verspürt wird, kann es sich um einen Vorfall der Bandscheibe handeln. Dann muß sofort ein Arzt aufgesucht werden.

Häufig sind Lumbalgien und Ischialgien durch Fehlhaltungen, Fehlbelastungen, Kälte oder Zug bedingt. Auch ein Verschleiß der Lendenwirbelsäule, Nierenerkrankungen oder psychische Belastungen können ursächlich eine Rolle spielen. Deshalb ist die diagnostische Klärung durch einen Arzt immer notwendig. Akupunktur eignet sich sowohl bei akuten als auch bei chronisch verlaufenden Lumbalgien und Ischialgien. Akupressur wird als zusätzliche, begleitende Therapieform angewandt, ebenso bei leichten Störungen. Beim Auftreten von Kälteempfindungen im Bereich der Lendenwirbelsäule in Verbindung mit kalten Füßen ist die Moxibustion an Akupunkturpunkten von besonderer Wirksamkeit, weil es sich hier um Schwäche-Kältestörungen handelt. Bei der Behandlung von Ischialgien und Lumbalgien werden wie bei anderen Akupressurbehandlungen immer Punkte im Bereich der Schmerzen und weitere Fernpunkte ausgewählt. Lokale Punkte sind beidseits neben der Wirbelsäule zu finden und liegen auf dem Blasen-Meridian der Akupunktur. Dieser Meridian zieht jeweils zwei Fingerbreiten rechts und links neben der Wirbelsäule. Zum Auffinden der Punkte tastet man zunächst den Raum zwischen zwei Dornfortsätzen auf der Wirbelsäule, geht dann zwei Fingerbreiten seitlich und findet die Akupunkturpunkte im Bereich der Rückenmuskulatur. Die hier zu tastenden Punkte sind meist sehr schmerzempfindlich, auch findet sich eine starke Verhärtung und Verspannung der Rückenmuskulatur. Deshalb sollte am Anfang der Behandlung bzw. bei sehr starken und akuten Schmerzzuständen zunächst sehr vorsichtig und mit geringem Druck behandelt werden. Gerade bei solchen akuten und starken Schmerzen konzentriert man sich zunächst auf die Fernpunkte, die im Bereich der Beine und der Hände liegen.

Blase 22 bis Blase 27

Lage: Diese Gruppe von Punkten liegt jeweils zwei Fingerbreit seitlich von der
Lendenwirbelsäule. Man geht vom Raum
zwischen den Dornfortsätzen zwei Fingerbreit seitlich und tastet im Bereich der
Rückenmuskulatur die entsprechenden
Akupunkturpunkte. Der Punkt Blase 22
liegt seitlich und unterhalb des Dornfortsatzes des 1. Lendenwirbels, während Blase 27 unterhalb und seitlich des 5. Lendenwirbels liegt. Man wählt jeweils die
Punkte aus, die eine Handbreite oberhalb
bzw. unterhalb der Stelle liegen, die am
schmerzhaftesten zu tasten ist. Die Massage erfolgt zunächst mit geringem Druck,
besonders an der Stelle, die die stärkste
Schmerzhaftigkeit aufweist. Im Verlauf
der Therapie erhöht man dann langsam
und kontinuierlich den Massagedruck.

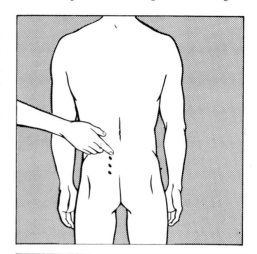

Blase 40

Weizhong   Mitten in der Biegung

Lage: Der Punkt liegt genau in der Mitte
der Kniekehle. Man orientiert sich dabei
an der Beugefalte des Kniegelenks.
Kräftige kreisende Massage mit dem
Daumen oder dem Zeigefinger erfolgt für
1 – 2 Minuten je Seite.

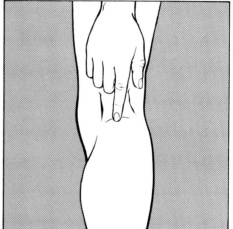

Blase 60

Kunlun   Kunlun-Gebirge

Lage: Hinter dem Außenknöchel. Die
Stelle liegt zwischen Achillessehne und
Außenknöchel. Kräftige Massage mit dem
Daumen oder dem Zeigefinger erfolgt für
1–2 Minuten je Seite.
Moxibustion ist bei chronischen Rücken-
schmerzen an den Punkten Blase 40 und
Blase 60 angezeigt.
Bei starken Schmerzen kann noch Di. 4
an der Hand massiert werden.

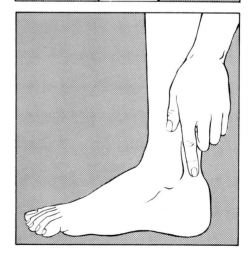

5.8 Magenschmerzen, Übelkeit, Brechreiz, Seekrankheit

Magen- und Oberbauchschmerzen können vielfältige Ursachen haben, so zum Beispiel Magen- und Zwölffingerdarmgeschwüre, Magenschleimhautentzündungen, aber auch Leber- und Gallenerkrankungen. Oft sind psychische Konfliktsituationen der Auslöser für Oberbauchbeschwerden, die dann zu sogenannten funktionellen Beschwerden führen. Magenschmerzen können auch durch Unverträglichkeit bestimmter Nahrungsmittel verursacht sein. Dabei kommt es zu einem Ungleichgewicht zwischen den Schutzfaktoren der Magenwand und den aggressiven Faktoren im Magen; dies führt oft zu einer Übersäuerung des Magens. In seltenen Fällen sind aber auch bösartige Erkrankungen für Magenschmerzen und Oberbauchbeschwerden verantwortlich. Deshalb ist eine gründliche Diagnostik durch einen erfahrenen Arzt unentbehrlich und sollte immer vor jeder Selbsthilfe stehen.

Auch die chinesische Medizin sieht im Ungleichgewicht der Kräfte, die auf den Magen wirken, die Ursache für Magen- und Darmbeschwerden und spricht von einer Fülle bzw. Leere der Energie des Magens, die dann nur mit Hilfe von Akupunktur oder Moxibustion ausgeglichen wird. Akupressur eignet sich zur Behandlung von leichten Magenschmerzen sowie als begleitende Maßnahme bei anderen Behandlungsmethoden. Auch Übelkeit und Brechreiz lassen sich durch Akupressur beeinflussen, jedoch ist die diagnostische Klärung der Ursachen unbedingt notwendig, da sich hinter diesen unscheinbaren Symptomen auch schwerwiegende Erkrankungen verbergen können. Für die Überbrückung der Zeit bis zum Arztbesuch eignet sich die Akupressur für diese Beschwerden jedoch vorzüglich. Seekrankheit tritt bei sensiblen Menschen häufig in Flugzeugen oder Schiffen auf und ist von Übelkeit, Brechreiz, innerer Unruhe, Nervosität sowie Schwindel begleitet. Hier ist die Akupressurbehandlung des Punktes Perikard 6 sehr wirkungsvoll, der an der Innenseite des Unterarms liegt. Bei Magenschmerzen, Übelkeit, Brechreiz und Seekrankheit behandelt man zunächst die Fernpunkte Perikard 6 am Unterarm, Magen 36 unter dem Kniegelenk und dann die Nahpunkte im Bereich des Oberbauches, Magen 25, Magen 21 und Ren Mai 12.

Nahpunkte:

Magen 25

Tianshu   Himmlischer Drehpunkt

Lage: Zweieinhalb Fingerbreiten seitlich vom Nabel. Mit kräftigem Druck und kreisender Bewegung wird hier für 30–60 Sekunden massiert. Wenn in diesem Bereich die Schmerzen sehr stark sind, sollte man zunächst mit geringem Druck behandeln.

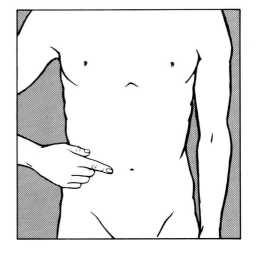

Magen 21

Liangmen   Balkentor

Lage: Der Punkt liegt zweieinhalb Fingerbreiten neben der Mittellinie am Oberbauch, fünf Querfinger oberhalb des Nabels. Auch hier wird mit kreisendem,
kräftigem Druck für 30–60 Sekunden
akupressiert. Bei starker Schmerzhaftigkeit sollte zunächst mit geringem Druck
angefangen werden.

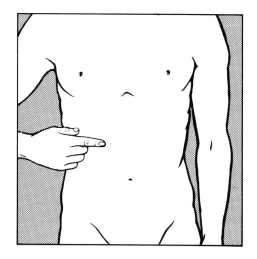

Ren 12

Zhongwan   Mitten in der Magenhöhle

Lage: Fünf Querfinger genau oberhalb
des Nabels in der Mittellinie. Auch dieser
Punkt kann sehr druckschmerzhaft sein.
Hier wird zunächst mit geringem Druck
mit kreisender Bewegung akupressiert. Ist
die kreisende Massage sehr unangenehm,
kann auch Massage parallel zur Mittellinie, auf und ab, mit geringem Druck
durchgeführt werden, wobei die Massage
nach oben betont wird. Zunächst wird mit
vorsichtiger Massage für 30 Sekunden,
später für 60 Sekunden behandelt.

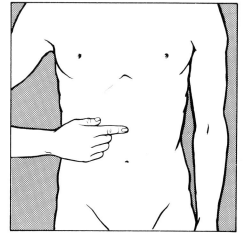

Fernpunkte:

Perikard 6

Neiguan   Innerer Paß

Lage: Zweieinhalb Fingerbreiten oberhalb der Beugefalte des Handgelenkes,
auf der Mitte zwischen Speiche und Elle,
zwischen den Sehnen, die sich hier tasten
lassen. Bei der Massage spürt man ein
deutliches Druckgefühl, das in die Hand
ausstrahlen kann.

Perikard 6 ist der wichtigste Fernpunkt
für Oberbauchbeschwerden, Übelkeit,
Brechreiz, Seekrankheit und Schwindel
und kann bei leichten Formen auch ohne
die Zuhilfenahme weiterer Punkte wirkungsvoll sein. Wegen seiner leichten Er-
reichbarkeit ist die Akupressur dieses
Punktes überall möglich. Auch bei Notfällen mit Übelkeit, Brechreiz, auch
Kreislaufkollaps kann die Anwendung
dieses Punktes sehr nützlich sein.

Magen 36

Zusanli   Drei Meilen am Fuß

Lage: Man tastet die Schienbeinkante
nach oben, bis unter dem Kniegelenk ein
Vorsprung gefühlt wird. Vom Beginn dieses Vorsprunges geht man eine Fingerbreite seitlich.

Kräftige, kreisende Massage des Punktes
mit dem Daumen oder mit dem Zeigefinger erfolgt für 1–2 Minuten. Dies ist ein
sehr wirkungsvoller Punkt bei allen Ma-
gen- und Darmbeschwerden.

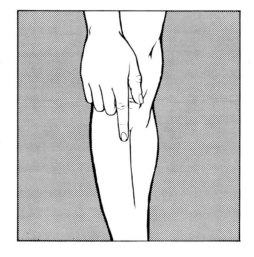

5.9 Verstopfung

Die häufigste Ursache der Verstopfung liegt in der Fehlernährung, selten in einer anlagemäßigen Trägheit der Darmfunktion. Wissenschaftliche Untersuchungen haben gezeigt, daß in der modernen Industriegesellschaft der Anteil an Ballaststoffen in der Ernährung immer mehr abnimmt. Da jedoch der Darm für seine natürliche Transportfunktion Ballaststoffe benötigt, führt ein Mangel zur Verkrampfung der Darmmuskulatur und somit zur Verstopfung. In seltenen Fällen kann es auch durch bösartige Erkrankungen zu Verstopfungen kommen, deshalb ist die diagnostische Abklärung jeder Verstopfung unentbehrlich. Die Haupttherapie der Verstopfung bildet eine Umstellung der Ernährung auf ballastreiche Stoffe wie Vollkornbrot, Gemüse, Salate. Daneben wird die Darmtätigkeit durch Weizenkleie und Leinsamen angeregt. Die längerfristige Einnahme auch von pflanzlichen Abführmitteln ist schädlich. Akupressur eignet sich auch zur Unterstützung der Ernährungsumstellung bei der Verstopfung. Der wichtigste Punkt für die Behandlung ist Dreifacher Erwärmer 6, er liegt an der Außenseite des Unterarms. Zusätzlich werden Nahpunkte, wie Magen 25 und 29 im Bereich des Bauches akupressiert sowie der Fernpunkt Magen 36 am Bein.

Dreifacher Erwärmer 6

Zhigou   Nebenrinne

Lage: An der Außenseite des Unterarms, zweieinhalb Fingerbreiten oberhalb des Handgelenkes, genau auf der Mitte zwischen Elle und Speiche.
Kräftige Massage des Punktes erfolgt für 1–2 Minuten. Dies ist der wichtigste Punkt für Verstopfung, er sollte 3–4mal täglich massiert werden.

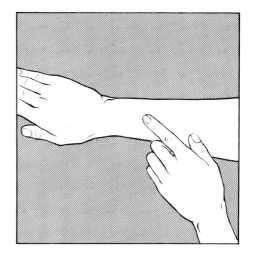

Magen 21

Liangmen   Balkentor

Lage: Der Punkt liegt zweieinhalb Fingerbreiten neben der Mittellinie am Oberbauch, fünf Querfinger oberhalb des Nabels. Auch hier wird mit kreisendem,
kräftigem Druck 30–60 Sekunden massiert. Bei starker Druckschmerzhaftigkeit
sollte zunächst mit geringem Druck angefangen werden.

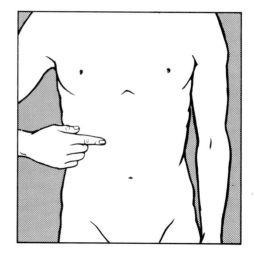

Magen 25

Tianshu   Himmlischer Drehpunkt

Lage: Zweieinhalb Daumenbreiten seitlich vom Nabel. Mit kräftigem Druck und
kreisender Bewegung wird für 30–60 Sekunden massiert. Wenn in diesem Bereich
die Schmerzen stark sind, sollte man zunächst mit geringem Druck behandeln.

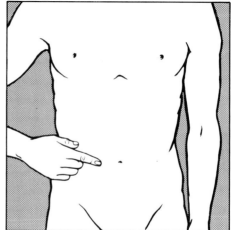

Magen 29

Guilai   Zusammenkommen

Lage: Am Unterbauch zweieinhalb Fingerbreiten seitlich der Mittellinie, fünf
Querfinger unterhalb des Nabels. Die
ausdauernde Massage dieses Punktes erfolgt für 30–60 Sekunden.

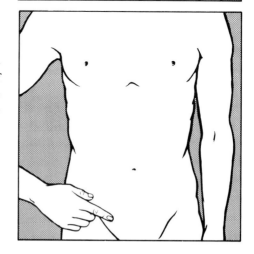

Magen 36

Zusanli   Drei Meilen am Fuß

Lage: Man tastet die Schienbeinkante nach oben, bis unter dem Kniegelenk ein Knochenvorsprung gefühlt wird. Vom Beginn dieses Vorsprungs geht man eine Fingerbreite seitlich.
Kräftige, kreisende Massage des Punktes mit dem Daumen oder mit dem Zeigefinger erfolgt für 1–2 Minuten.

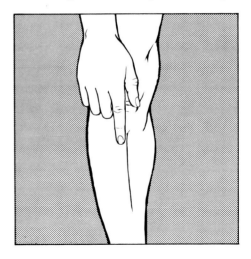

Bei der Verstopfung wird in der Regel 3–4mal am Tag behandelt. Die Akupressur findet zusätzlich zur Ernährungsumstellung Anwendung. Im Laufe der Akupressurbehandlung sollten innerhalb von 4–6 Tagen alle Abführmittel abgesetzt werden.

5.10 Menstruationsstörungen

Menstruationsstörungen sind in der Regel unabhängig von organischen Erkrankungen und beruhen auf funktionell bedingten Verspannungszuständen oder Verkrampfungen der glatten Unterleibsmuskulatur. Diese funktionellen Beschwerden sind gekennzeichnet durch stich- und krampfartige Schmerzen mit Ausstrahlung in den Rücken oder die Beine. Auch starke psychische Begleiterscheinungen wie Gereiztheit, Depression oder innere Unruhe begleiten die körperlichen Beschwerden. Die chinesische Medizin faßt Menstruationsbeschwerden als Störungen des freien Flusses der Energie im Bereich der Genitalorgane und vor allem der der Niere auf. Im chinesischen Sinne kann eine „Leere der Nierenenergie" vorhanden sein. Diese ist ursächlich für die Beschwerden verantwortlich und kann durch Akupressur und Moxibustion beseitigt werden. Entscheidend ist es, die blockierte Energie wieder in Fluß zu bringen. Dies wird über die Akupressurmassage wichtiger Nahpunkte (Ren 4) sowie Fernpunkte (Leber 8, Milz-Pankreas 6 und Dickdarm 4) erreicht. Wenn Menstruationsstörungen neu auftreten oder in ihrem Charakter oder ihrer Intensität verändert sind, ist eine gynäkologische Untersuchung unbedingt erforderlich, da Menstruationsstörungen in seltenen Fällen auf schwerwiegenden organischen Störungen beruhen. Deshalb ist es vor jeder Selbstbehandlung wichtig, durch eine ärztliche Untersuchung solche schwerwiegenden Erkrankungen auszuschließen.

Nahpunkte:

Ren Mai 4

Guanyuan   Umschlossene Ursprungs-energie

Lage: Eine Handbreite unterhalb des Nabels oder zweieinhalb Querfinger oberhalb des Oberrandes des Schambeines.
Der Ren Mai oder das Konzeptionsgefäß ist ein außerordentlicher Meridian, der in der vorderen Mittellinie des Körpers verläuft und eine übergeordnete und koordinierende Funktion auf die inneren Organe ausübt. Kräftige, kreisende Massage erfolgt für 30–60 Sekunden.

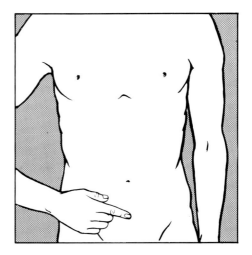

Neben Ren 4 kann auch der auf S. 59 beschriebene Punkt Magen 29 bei Menstruationsstörungen nützlich sein. Dieser Punkt liegt am Unterbauch, zweieinhalb Querfinger neben der Mittellinie und fünf Querfinger unterhalb des Nabels.

Fernpunkte:

Leber 8

Ququan   Gebogene Quelle

Lage: Bei halb gebeugtem Knie liegt der
Punkt am inneren Ende der Beugefalte
des Kniegelenks.
Kräftige, kreisende Massage erfolgt für
1–2 Minuten je Seite.

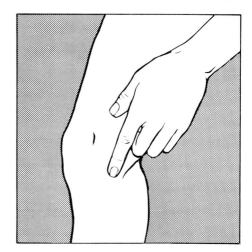

Milz-Pankreas 6

Sanyinjiao   Treffpunkt der 3 Yin-Meridiane

Lage: An der Innenseite des Unterschenkels, eine Handbreite oberhalb des Innenknöchels, an der Hinterseite des Schienbeins. Hier wird der kräftige Muskel an
der Innenseite des Unterschenkels für 1–2
Minuten kräftig massiert. Dies ist der
wichtigste Fernpunkt für die Genitalorgane. Auch die Moxibustion dieses Punktes
ist von großer Wirksamkeit bei Menstruationsstörungen.

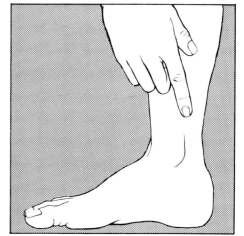

Dickdarm 4

Hegu   Geschlossenes Tal

Lage: Zwischen Daumen und Zeigefinger
wird der kräftige Muskel für 1–2 Minuten
intensiv massiert. Bei starken Menstruationsschmerzen wird Dickdarm 4 Hegu
intensiv massiert.

Bei Menstruationsstörungen sollte auch
Moxibustion angewendet werden, jedoch
nicht während der Menstruation, da sonst
die Blutungen verstärkt werden können.

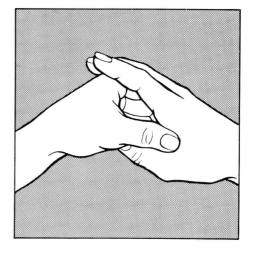

5.11 Innere Unruhe, Nervosität

Innere Unruhe und Nervosität werden häufig bei sichtbaren oder verborgenen psychischen Konfliktsituationen beobachtet. Gerade wenn die Konfliktsituationen zunächst nicht erkennbar sind, treten die physischen Erscheinungen der inneren Unruhe und Nervosität besonders stark hervor. Oft kommt es dann zu Störungen der gerichteten Willenskraft mit hektischem Aktivitätsdrang. Die chinesische Medizin sieht in den Symptomen der inneren Unruhe und Nervosität eine Überlastung des Herz-Meridians und eine Überfülle der Energie des Herzens. In der traditionellen chinesischen Medizin wurde dem Herzen bzw. dem Herz-Meridian die Gesamtheit der psychischen Funktion zugeordnet. Durch gezielte Akupunktur bzw. Akupressur gelingt es, den Füllezustand des Herzens zu beseitigen, wobei es dann zu einem psychischen Ausgleich und einer Beruhigung kommt. Die chinesische Medizin kennt eine Gruppe von Punkten, die eine starke psychisch beruhigende Wirkung aufweisen: Herz 7 und Perikard 6 am Arm und Gallenblase 34 und Blase 62 am Bein.

Herz 7

Shenmen   Tor des Geistes

Lage: Auf der Beugefalte des Handgelenkes seitlich von der Sehne, die sich auf der Innenseite des Handgelenks (Elle) tasten läßt.
Kräftiger, massierender Druck mit dem Nagel des Zeigefingers oder des Daumens erfolgt für 1–2 Minuten je Seite.

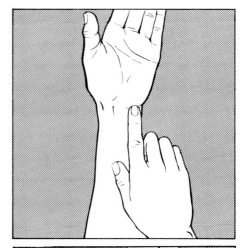

Perikard 6

Neiguan   Innerer Paß

Lage: Auf der Innenseite des Unterarms auf der Mitte zwischen Speiche und Elle, zwischen den beiden hier tastbaren Beugesehnen der Finger, zweieinhalb Fingerbreiten aufwärts von der Beugefalte des Handgelenkes.
Kräftiger, massierender Druck mit dem Zeigefinger für 1–2 Minuten je Seite.

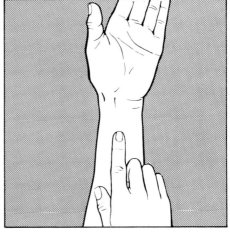

Gallenblase 34

Yanglingquan   Yang-Grab-Quelle

Lage: An der Außenseite des Unterschenkels knapp unterhalb des Kniegelenkes fühlt man einen Knochenvorsprung. Dies ist das Köpfchen des Wadenbeins. Der Punkt Gallenblase 34 liegt vor und unterhalb dieses runden Knochenvorsprungs.
Kräftige, kreisende Massage erfolgt für 1–2 Minuten je Seite. Oft wird auch parallel zum Wadenbein hoch und runter kräftig massiert. Dabei wird nach unten mit kräftigerem Druck massiert.

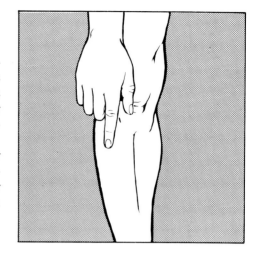

Blase 62

Shenmai   Puls anzeigen

Lage: Am Fuß, eine Fingerbreite unterhalb des Außenknöchels.
Kräftige Massage mit dem Daumen oder dem Zeigefinger für 1–2 Minuten.

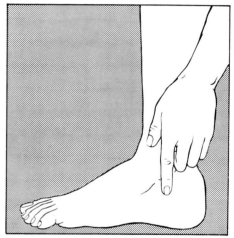

Bei innerer Unruhe und Nervosität wird die Akupressurbehandlung nach 3–4 Stunden wiederholt, so daß man täglich 4–5mal behandeln kann.

5.12 Grippe und Erkältungskrankheiten

Grippe und Erkältungskrankheiten sind von Viren verursacht. Bisher gibt es noch keine Medikamente, die die Vermehrung von Grippeviren hemmen. Die übliche medikamentöse Grippetherapie versucht, die körperlichen Reaktionen auf das entzündliche Geschehen und die daraus entstehenden Symptome zu dämpfen. Die normale körperliche Abwehrreaktion wird durch diese Behandlung jedoch beeinträchtigt. Deshalb ist Vorsicht beim Umgang mit den üblichen Grippemitteln geboten. Daneben stehen einige wirksame pflanzliche Präparate zur Verfügung, die abwehrsteigernd sind.

Die Akupressur als Teil des Spektrums der chinesischen Medizin versucht, die Kräfte, die im Körper durch die Grippeerkrankung in Ungleichgewicht gekommen sind, auszugleichen und das ungestörte Fließen des Qi wieder zu ermöglichen. Auch die Abwehrkräfte werden dadurch gestärkt. Durch zusätzliche Moxibustion stärkt man bei Schwächezuständen und bei verringerter Abwehr die Immunreaktionen und die Körperkräfte.

In der Regel werden Punkte im Bereich der Erkrankung, der Nase oder des Halses, die Nahpunkte, massiert. Außerdem bezieht man wichtige Fernpunkte in die Behandlung ein, die auch eine immunitätssteigernde Wirkung zeigen.

Nahpunkte:

Magen 2

Sibai   Vier Weiß

Lage: Zwei Fingerbreiten unter der Mitte des Auges findet sich auf dem Backenknochen ein kleines Grübchen. Dies ist die Austrittsstelle des Gesichtsnervs, der häufig auch sehr empfindlich ist. Zunächst wird deshalb mit geringem Druck und vorsichtig massiert. Die Massagezeit beträgt 30–60 Sekunden.

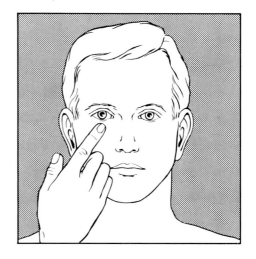

Dickdarm 20

Yingxiang   Den Geruch willkommen
heißen

Lage: Gleich neben dem Nasenflügel in
einem Grübchen, das sich hier tasten läßt.
Mit kreisender Bewegung wird hier für
30–60 Sekunden massiert. Dieser Punkt
ist besonders bei verstopfter Nase wirkungsvoll.

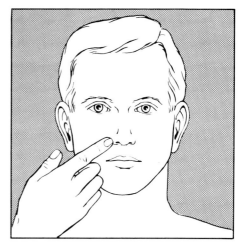

Dreifacher Erwärmer 17

Yifeng   Vorhang im Wind

Lage: In der Vertiefung hinter dem Ohrläppchen. Hier wird zunächst mit geringem Druck für 30–60 Sekunden mit kreisender Bewegung massiert.

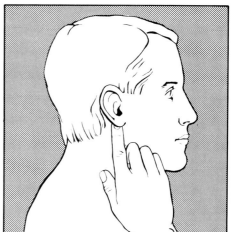

Fernpunkte:

Dickdarm 4

Hegu   Geschlossenes Tal

Lage: Zwischen Daumen und Zeigefinger. Kräftige Massage für 1–2 Minuten.
Dickdarm 4 hat eine starke Wirkung auf
die Nase, den Kopf und den Hals.

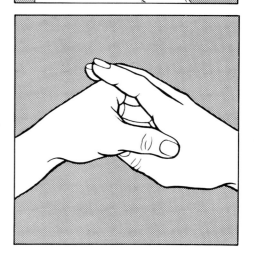

Dickdarm 11

Quchi   Gebogener Graben

Lage: Bei rechtwinkliger Beugung im Ellbogengelenk liegt der Punkt am seitlichen
Ende der Beugefalte des Ellbogens. Kräftige Massage des Punktes mit dem Daumen oder dem Zeigefinger erfolgt für 1–2
Minuten je Seite.

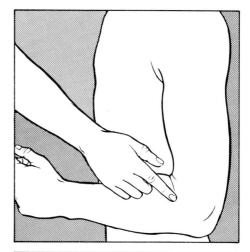

Milz-Pankreas 10

Xuehai   Meer des Blutes

Lage: An der Innenseite des Oberschenkels knapp oberhalb des Kniegelenks.
Man tastet vom Oberrand der Kniescheit-
be eine Handbreite nach oben und findet
den Punkt in der Mitte des Muskels, der
hier tastbar ist.
Kräftige Massage des Punktes erfolgt für
1–2 Minuten.

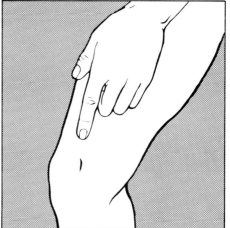

Milz-Pankreas 6

Sanyinjiao   Treffpunkt der 3 Yin-Meridiane

Lage: An der Innenseite des Unterschenkels eine Handbreite oberhalb des Innenknöchels an der Hinterkante des Schienbeins.
Kräftige, kreisende Massage erfolgt für
1–2 Minuten je Seite.

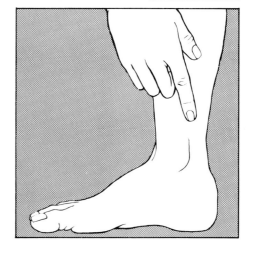

5.13 Notfälle

Akupressur hat sich in der Behandlung von medizinischen Notfällen bewährt. Gerade bis zum Eintreffen eines Arztes oder gleichzeitig mit anderen Notfallmaßnahmen ist die Akupressur geeignet, die Symptome des Patienten zu beseitigen. Vor allem bei Kreislaufkollaps, Ohnmacht, starkem Schwindel, Bewußtlosigkeit hat sich die Anwendung eines wichtigen Akupunkturpunktes in der Notfalltherapie als wirkungsvoll erwiesen.

Du Mai 26

Renzhong   Mitte der Oberlippe

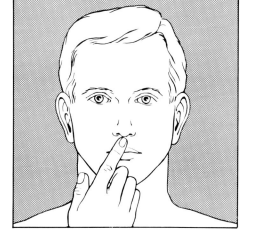

Lage: An der Grenze zwischen dem mittleren und oberen Drittel der Entfernung zwischen Nase und Oberlippe.
Mit kräftigem Druck des Nagels des Daumens oder des Zeigefingers wird von unten nach oben knapp unterhalb der Nase ein starker Druck ausgeübt. In der Regel kommt es nach 10–15 Sekunden zum Erwachen des ohnmächtigen Patienten. Akupressur ist ein zusätzliches Mittel in der Notfallbehandlung und wird gleichzeitig mit anderen Notfallmaßnahmen durchgeführt. Man sollte sich bei der Notfallbehandlung nicht nur auf die Wirkung der Akupressur verlassen.

Perikard 6

Neiguan   Innerer Paß

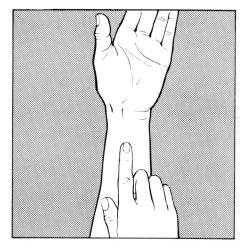

Lage: Zweieinhalb Fingerbreiten oberhalb der Beugefalte des Handgelenks, auf der Mitte zwischen Elle und Speiche, zwischen den beiden Sehnen, die sich hier tasten lassen. Bei der kräftigen Massage spürt man ein deutliches Druckgefühl, das in die Hand ausstrahlen kann. Perikard 6 wird bei Notfällen kräftig für 1–2 Minuten massiert.
Bei Notfällen wird zunächst Du Mai 26 angegangen, erst nach Besserung des Zustandes zur Stabilisierung Perikard 6.

6 Moxibustion

6.1 Bedeutung und Anwendung

Akupunktur heißt im chinesischen Zhen Jiu, was Stechen und Anwärmen bedeutet. Der chinesische Begriff für Akupunktur beinhaltet somit die Reizanwendung sowohl mit Nadeln als auch das Anwärmen von Akupunkturpunkten.

Wie die Nadelakupunktur und die chinesische Akupressur hat die Moxibustion eine jahrtausendealte Tradition. Das Huang Di Nei Jing, das klassische Lehrbuch des Gelben Kaisers, empfiehlt Moxibustion bei Erkrankungen durch Kälte und Feuchtigkeit, so bei Erkrankungen vom Schwächetyp. **Schwächestörungen** werden im Chinesischen „Xu-Erkrankungen" genannt, haben „Yin-Charakter" und sind durch eine Schwäche der Lebensenergie Qi gekennzeichnet. Eine Leere der Lebensenergie kann sowohl in den Organen als auch in den Meridianen vorliegen. Häufig kommt es zum Auftreten von dumpfen, chronischen Schmerzen. Nach klassischer chinesischer Vorstellung ist jeder Schmerz Ausdruck einer Störung des freien Fließens der Lebensenergie Qi. Gerade bei chronischen Erkrankungen ist häufig eine energetische Leere von Organen und Meridianen zu diagnostizieren.

Die Hauptanwendungsgebiete der Moxibustion sind Erkrankungen von chronischem Charakter, z. B. chronische Bronchitis, chronisches Asthma bronchiale, chronische Durchfallerkrankungen, psychische Depressionen, Schwächezustände nach chronischen Erkrankungen sowie Erschöpfungsreaktionen. Da die Punktauswahl für die Moxibustion bei diesen Erkrankungen sehr stark von der individuellen Symptomatik abhängt, ist es nicht möglich, die Punktekombination für alle diese Erkrankungen hier darzustellen. Im folgenden werden die wichtigsten Punkte für die Moxibustion dargestellt, deren Anwendung zu einer allgemeinen Anregung der Körperkräfte führt. Gerade bei Schwächezuständen nach chronischen Erkrankungen, bei psychischen Depressionen oder bei Erschöpfungszuständen ist die Moxibustion der anregenden Punkte empfehlenswert. Neue Untersuchungen in Japan konnten eine immunitätssteigernde Wirkung der Moxibustion nachweisen. Eigene Erfahrungen zeigen die besondere Wirksamkeit der Moxibustion bei chronischen Erschöpfungszuständen und Depressionen.

Moxibustion darf nicht angewendet werden bei fieberhaften und akuten infektiösen Erkrankungen, bei akuten Entzündungen, bei Hochdruck, bei Blutungen, während der Menstruation, bei übermäßiger Nervosität oder bei innerer Unruhe und Schlaflosigkeit.

Tabelle 6. Erkrankungen und Störungen für die Moxibustion	Schwächezustände Chronische Erkrankungen Psychische Depressionen	Erschöpfungszustände Niedriger Blutdruck Kältegefühl im Körper

Bei der Moxibustion werden Akupunkturpunkte durch Abbrennen von getrockneten Blättern der Artemisia vulgaris (Beifuß) angewärmt. Artemisia vulgaris ist eine Heilpflanze, die sowohl in Asien als auch in Europa beheimatet ist. Die Blätter der Pflanze werden getrocknet, gereinigt und daraus ein watteartiges Pulver hergestellt.

Zwei Hauptformen der Anwendung von Moxibustion sind in der Praxis in Gebrauch:
1. Moxibustion mit Moxazigarren
2. Moxibustion mit Moxakegeln auf Ingwerscheiben

6.2 Moxibustion mit Moxazigarren

Bei dieser Methode werden in dünnem Papier gerollte Moxastangen, sogenannte Moxazigarren, verwendet. Man zündet die Moxazigarre an einem Ende an; sie glimmt ähnlich einer normalen Zigarre. Man nähert diese glimmende Moxazigarre den ausgewählten Akupunkturpunkten auf 0,5–1 cm, bis man ein deutliches Hitzegefühl verspürt; dann geht man etwas weiter weg (3–4 cm). Nach kurzer Zeit nähert man die Zigarre wieder der Haut, bis erneut ein Hitzegefühl zu spüren ist. Dies wiederholt man 6–8mal je Punkt. Jeder Punkt wird so für ca. 30–40 Sekunden kräftig angewärmt, bis die Haut eine deutliche Rötung zeigt. Man sollte jedoch sehr vorsichtig sein und die Haut keinesfalls verbrennen. Diese Methode der Moxibustion wurde schon in der Ming-Dynastie (1368–1644) angewendet. Moxazigarren sind in chinesischen Kulturläden erhältlich.

6.3 Moxibustion mit Moxakegeln auf Ingwerscheiben

Bei dieser „indirekten Methode" wird eine 1–2 mm dicke Scheibe aus frischem Ingwer mit ca. 1–2 cm Durchmesser als Isolator zwischen Haut und Moxakegel gelegt. Zunächst schneidet man aus einer frischen Ingwerwurzel 1–2 mm dicke Scheiben und legt einen ca. 1 cm großen Moxakegel darauf. Der Moxakegel wird dann an der Spitze angezündet und auf die zu behandelnde Hautstelle gelegt. Dabei dient die Ingwerscheibe der Isolation, aber auch der Speicherung von Hitze. So kann langsam eine große Wärmemenge in die Tiefe des Gewebes dringen. Wenn der Patient ein Hitzegefühl am Akupunkturpunkt verspürt, wird die Ingwerscheibe mit dem Moxakegel zum nächsten Punkt geschoben. Man wechselt so, nach kurzer Behandlungszeit, von einem Punkt zum nächsten. Dabei sollte man jeden Punkt 6–8mal erhitzen. Bei richtiger Anwendung zeigt die Hautstelle eine 1–2 cm große Rötung als Ausdruck der lokalen Hitzereaktion. Diese Methode ist sehr wirkungsvoll, jedoch sollte man beim Verschieben der Ingwerscheibe mit dem Moxakegel sehr vorsichtig sein, damit die Haut nicht verbrennt.
Beide Methoden der üblichen Moxaanwendungen sind auch im Video-Lehrfilm ausführlich dargestellt.

6.4 Behandlung von Schwächezuständen

Moxibustion der beschriebenen Punkte ist besonders geeignet zur Behandlung von körperlichen Schwächezuständen, chronischen Erkrankungen, psychischen Depressionen und Erschöpfungszuständen. Bei all diesen Störungen können Symptome wie kalte Füße, Kältegefühl im ganzen Körper, Steifheitsgefühl besonders der Lendenwirbelsäule, Mattigkeit und Abgeschlagenheit auftreten. Die traditionelle chinesische Medizin spricht dann von einer Schwäche des „Funktionskreises der Nieren". Wichtige Tonisierungspunkte wie Lunge 9, Dickdarm 11 am Arm, Milz-Pankreas 6, Niere 7, Niere 8, Leber 8 am Bein, Ren 6, Ren 8 am Bauch sowie Blase 23, Blase 27 bis Blase 30 am Rücken werden mit Moxa behandelt. Zusätzlich können in der Nackengegend Du Mai 13, Du Mai 14 und Extrapunkt 17 angewärmt werden.

6.5 Punkte für die Moxibustion am Arm bei Schwächezuständen

Lunge 9

Taiyuan   Großer Abgrund

Lage: An der Außenseite der Beugefalte des Handgelenkes. Der Punkt liegt an der Stelle, an der man normalerweise den Puls fühlt.
Lunge 9 ist der Tonisierungspunkt der Lunge und wird zur Stärkung der Körperenergie häufig angewendet. Besondere Vorsicht ist geboten, die empfindliche Haut in diesem Bereich nicht zu verbrennen.

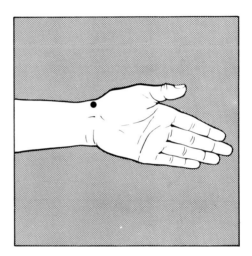

Dickdarm 11

Quchi   Gebogener Graben

Lage: Bei rechtwinkliger Beugung im Ellbogengelenk liegt der Punkt am seitlichen Ende der Beugefalte des Ellbogens. Dies ist der Tonisierungspunkt des Dickdarms; er hat eine anregende Wirkung bei Schwächezuständen, bei niedrigem Blutdruck und bei Infektanfälligkeit.

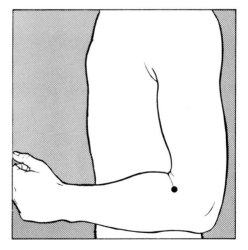

6.6 Punkte für die Moxibustion an der Innenseite des Unterschenkels bei Schwächezuständen

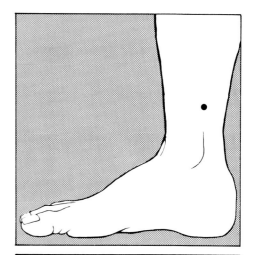

Milz-Pankreas 6

Sanyinjiao   Treffpunkt der 3 Yin-Meridiane

Lage: An der Innenseite des Unterschenkels eine Handbreite (vier Finger) oberhalb des höchsten Punktes des Innenknöchels an der Hinterkante des Schienbeins. Dies ist ein wichtiger Tonisierungspunkt für die drei inneren Organe Niere, Leber und Milz-Pankreas mit einer starken Wirkung auf Erkrankungen des kleinen Beckens, der Harnwege und des Genitalsystems.

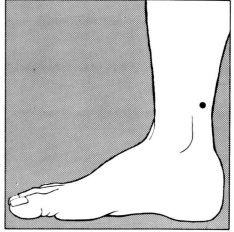

Niere 7

Fuliu   Wiederhergestelltes Fließen

Lage: An der Innenseite des Unterschenkels zwei Fingerbreiten oberhalb des höchsten Punktes des Innenknöchels an der hinteren Kante des Schienbeins.
Niere 7 ist der Tonisierungspunkt für die Niere und hat eine starke anregende Wirkung auf die Harnwege, die Nieren und die Genitalorgane.

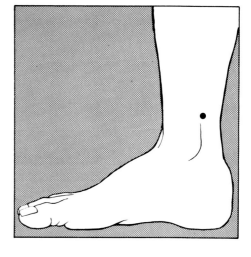

Niere 8

Jiaoxin   Übergibt die Botschaft

Lage: An der Innenseite des Unterschenkels zwei Fingerbreiten oberhalb des Innenknöchels, eine Fingerbreite hinter der Hinterkante des Schienbeins (eine Fingerbreite hinter Niere 7).
Dies ist ebenfalls ein wichtiger Tonisierungspunkt für die Körperenergie.

Leber 8

Ququan   Gebogene Quelle

Lage: Am inneren Ende der Beugefalte
des Kniegelenks bei rechtwinkliger Beugung des Knies.
Dies ist der Tonisierungspunkt für die Leber und somit ein wichtiger Anregungspunkt für die Körperkräfte.

Während der Menstruation dürfen diese
Punkte nicht angewärmt werden.

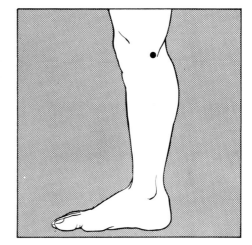

6.7 Punkte für die Moxibustion im Bauchbereich bei Schwächezuständen

Ren 6

Qihai   Meer der Lebensenergie

Lage: Zwei Querfinger unterhalb des Nabels in der Mittellinie.
Ren 6 Qihai ist der wichtigste Tonisierungspunkt im Körper. Dies wird durch
die Bedeutung des chinesischen Wortes
Qihai, Meer der Lebensenergie, deutlich.

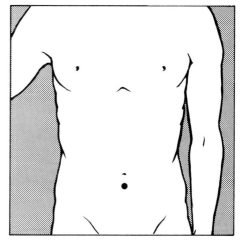

Ren 8

Shenjue   Bewußtloser Geist

Lage: Dieser Punkt entspricht dem Nabel. Auch der Nabel ist ein bedeutender
Tonisierungspunkt für die Anregung der
Körperkräfte. Besondere Vorsicht ist notwendig, den empfindlichen Nabel nicht
zu verbrennen.

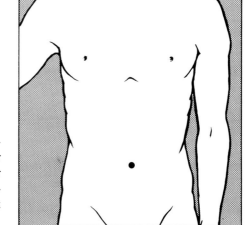

6.8 Punkte für die Moxibustion am Rücken bei Schwächezuständen

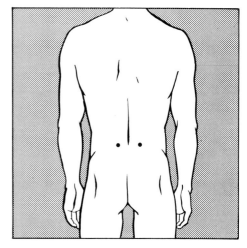

Blase 23

Shenshu   Transportpunkt zur Niere

Lage: Zwei Querfinger seitlich vom 2. Dornfortsatzes des Lendenwirbels. Der 2. Lendenwirbel liegt auf der Höhe der Taille.
Blase 23 ist ein wichtiger Punkt für die Tonisierung der Nierenenergie. Shenshu bedeutet Transportpunkt für die Lebensenergie Qi zur Niere. Der Nierenenergie wird im chinesischen Medizinsystem eine wichtige Funktion bei der Aktivierung psychischer Kräfte zugeschrieben.

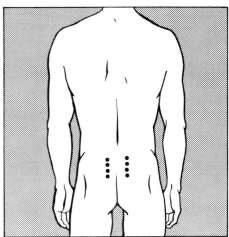

Blase 27–30

Lage: Für die Moxibustion wird eine Gerade parallel zur Mittellinie angewärmt, die die Punkte Blase 27, Blase 28, Blase 29 und Blase 30 verbindet. Diese Strecke liegt zwei Finger seitlich von der Mittellinie auf dem Steißbein.
Blase 27–30 sind wichtige Tonisierungspunkte für die Anregung der Organe des Bauchraumes und des kleinen Beckens.

6.9 Punkte für die Moxibustion in der Nackengegend bei Schwächezuständen

Du Mai 13, Du Mai 14 und Extra 17 sind drei Punkte in der Nackengegend, die eine stärkende Wirkung auf die Körperkräfte ausüben. Insbesondere bei Schwächezuständen der Nackengegend, die durch chronische Schmerzen in der Nackengegend, im Bereich des Hinterkopfes oder der Schulter gekennzeichnet sind, ist die Moxibustion dieser Punkte sehr wirkungsvoll.

Du Mai 14

Dazhui   Großer Wirbel

Lage: Unter dem großen Halswirbeldornfortsatz. Bei nach vorne gebeugtem Kopf
tritt der 7. Halswirbeldornfortsatz am
stärksten hervor. Deshalb wird er Prominenz, also betonter großer Halswirbel genannt.
Dies ist ein Punkt mit starker immunstei-
gernder Wirkung; er wird häufig bei Infektionskrankheiten,   aber   auch   bei
Schwächezuständen der Nackengegend,
also bei chronischen Halswirbelsäulen-
syndromen mit Moxa angewärmt.

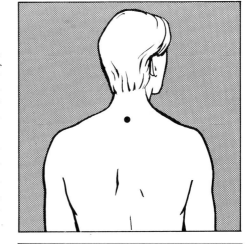

Du Mai 13

Taodao   Der zufriedene Weg

Lage: Unter dem 1. Brustwirbeldornfortsatz. Der 1. Brustwirbeldornfortsatz liegt
unmittelbar unterhalb des Prominenz, der
beim Punkt Du Mai 14 beschrieben wurde.

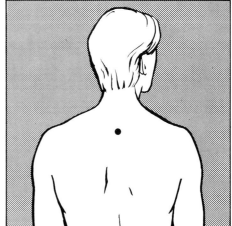

Extra 17

Dingquan   Asthma beruhigen

Lage: Eine Fingerbreite seitlich vom großen Halswirbeldornfortsatz. Bei nach vorne gebeugtem Kopf tritt der 7. (große)
Halswirbeldornfortsatz am stärksten hervor.

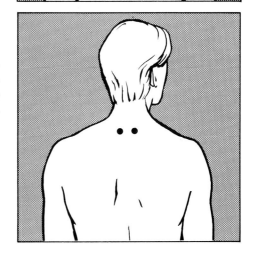

6.10 Behandlung von Magen- und Darmerkrankungen mit Moxibustion

Viele Magen- und Darmerkrankungen sind durch eine Schwäche der Lebensenergie Qi der Verdauungsorgane gekennzeichnet. Viele Symptome, wie z. B. Leeregefühl im Oberbauch, übermäßiges Hungergefühl, Heißhunger auf Süßigkeiten, Unverträglichkeit bestimmter Nahrungsmittel beruhen auf einer Schwäche der Energie einzelner Verdauungsorgane. Moxibustion dient der Stärkung dieser Organe. Vor einer Moxibustion sollte jedoch eine genaue Diagnose durchgeführt werden.

Die wichtigsten Punkte zur Stärkung der Verdauungsorgane sind Magen 36 unter dem Knie, Magen 25, Ren Mai 6, Ren Mai 12 in der Bauchgegend.

Magen 36

Zusanli   Drei Meilen am Bein

Lage: Man tastet die Schienbeinkante von unten nach oben, bis man knapp unterhalb des Kniegelenks einen Vorsprung fühlt. Vom Beginn dieses Vorsprungs geht man eine Fingerbreite seitlich.
Magen 36 ist der wichtigste Tonisierungspunkt für die Bauchorgane, gleichzeitig auch ein wichtiger Anregungspunkt für die Körperkräfte.

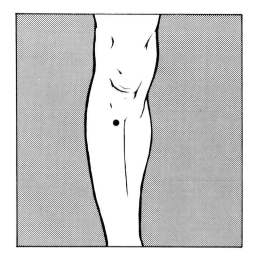

Magen 25

Tianshu   Himmlischer Drehpunkt

Lage: Zweieinhalb Fingerbreiten seitlich des Nabels.
Die Moxibustion des Punktes Magen 25 hat eine starke anregende Wirkung auf die Bauchorgane.

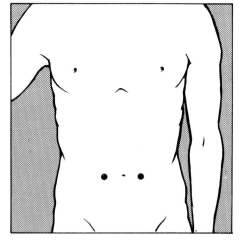

Ren Mai 6

Qihai   Meer der Energie

Lage: Zwei Fingerbreiten unter dem Nabel in der Mittellinie gelegen.
Der Punkt Qihai, Meer der Energie, ist der wichtigste Anregungspunkt für die Lebensenergien im ganzen Körper, wie die Übersetzung des chinesischen Punktenamens zeigt.

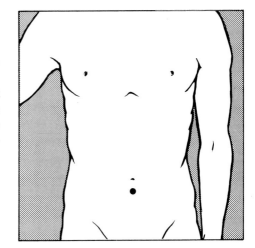

Ren Mai 12

Zhongwan   Mitten in der Magenhöhle

Lage: Fünf Fingerbreiten oberhalb des Nabels in der Mittellinie.
Ren Mai 12 ist ein wichtiger Anregungspunkt für die Hohlorgane Magen, Dickdarm, Dünndarm.

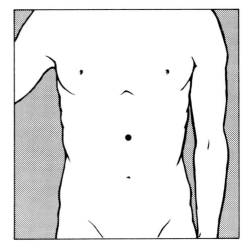

Anhang

Liste der Akupunkturpunkte für Akupressur

Gesicht

Blase 2 Zanzhu	–	Oberhalb des inneren Augenwinkels
Extra 3 Yuyao	–	Mitte der Augenbraue
Dreifacher Erwärmer 23 Sizhukong	–	Seitliches Ende der Augenbraue
Magen 8 Touwei	–	Schläfe
Magen 2 Sibai	–	Unter dem Auge
Magen 3 Juliao	–	Seitlich vom Nasenflügel
Dünndarm 18 Quanliao	–	Wange
Magen 7 Xiaguan	–	Vor dem Ohr
Extra 5 Jiachengjiang	–	Unter dem Mund
Magen 6 Jiache	–	Am Kieferwinkel
Dickdarm 20 Yingxiang	–	Seitlich des Nasenflügels
Dreifacher Erwärmer 17 Yifeng	–	Hinter dem Ohrläppchen

Nacken und seitliche Kopfgegend

Gallenblase 8 Shuaigu	–	Oberhalb des Ohrs
Gallenblase 20 Fengchi	–	In der Nackengegend
Blase 10 Tianzhu	–	In der Nackengegend

Bauchgegend

Ren 12 Zhongwan	–	Mitte zwischen Nabel und Brustbein
Magen 21 Liangmen	–	Seitlich von Ren 12
Magen 25 Tianshu	–	Seitlich vom Nabel
Magen 29 Guilai	–	Oberhalb des Schambeines
Ren 8 Shenjue	–	Nabel
Ren 6 Qihai	–	Unter dem Nabel
Ren 4 Guanyuan	–	Eine Handbreite unter dem Nabel

Rücken

Du Mai 13 Taodao	–	Unter dem Dornfortsatz des 1. Brustwirbels
Du Mai 14 Dazhui	–	Unter dem Dornfortsatz des 7. Halswirbels
Extra 17 Dingquan	–	Seitlich und unterhalb des 7. Halswirbels
Blase 23 Shenshu	–	Zwei Fingerbreiten seitlich vom Dornfortsatz des 2. Lendenwirbelkörpers
Blase 27 – Blase 30	–	Zwei Fingerbreiten seitlich der Mittellinie, über dem Steißbein

Schulter

Dickdarm 15 Jianyu	– Auf der Schulter, vorne
Dreifacher Erwärmer 14 Jianliao	– Auf der Schulter, hinten
Dünndarm 9 Jianzhen	– Oberhalb der hinteren Schulterfalte
Gallenblase 21 Jianjing	– Auf dem höchsten Punkt der Schulter

Arme

Dickdarm 4 Hegu	– Zwischen Daumen und Zeigefinger
Dünndarm 3 Houxi	– Innenseite der Hand
Herz 7 Shenmen	– Ellenseite der Beugefalte des Handgelenkes
Lunge 9 Taiyuan	– Speichenseite der Beugefalte des Handgelenkes
Lunge 7 Lieque	– Zwei Fingerbreiten oberhalb von Lunge 9
Perikard 6 Neiguan	– Innenseite des Unterarms
Dickdarm 11 Quchi	– Außenseite der Beugefalte des Ellbogengelenkes
Dreifacher Erwärmer 5 Waiguan	– Außenseite des Unterarms

Beine

Magen 44 Neiting	– Am Fuß zwischen 2. und 3. Zeh
Milz-Pankreas 6 Sanyinjiao	– Oberhalb des Innenknöchels
Niere 7 Fuliu	– Oberhalb des Innenknöchels
Niere 8 Jiaoxin	– Oberhalb des Innenknöchels
Leber 8 Ququan	– Innenseite der Beugefalte des Kniegelenkes
Magen 36 Zusanli	– Unterhalb des Kniegelenkes
Gallenblase 34 Yanglingquan	– Unterhalb des Kniegelenkes, am Köpfchen des Wadenbeins
Magen 38 Tiaokou	– Mitte des Unterschenkels, seitlich von der Schienbeinkante
Blase 40 Weizhong	– Mitte der Beugefalte des Kniegelenkes
Blase 60 Kunlun	– Hinter dem Außenknöchel
Blase 62 Shenmai	– Unterhalb des Außenknöchels

Indikationsliste der Weltgesundheitsorganisation (WHO) für Akupunktur

Respirationstrakt
Akute Nebenhöhlenentzündung
Akuter Schnupfen
Allgemeine Erkältungskrankheiten
Akute Mandelentzündung

Erkrankungen der Lunge und der Bronchien
Akute Bronchitis
Asthma bronchiale

Augenerkrankungen
Akute Konjunktivitis
Zentrale Retinitis
Myopie
Katarakt

Erkrankungen der Mundhöhle
Zahnschmerzen
Schmerzen nach Zahnextraktion
Zahnfleischentzündung
Akute und chronische Pharyngitis

Gastrointestinale Erkrankungen
Ösophagus- und Kardiospasmen
Singultus
Gastroptose
Akute und chronische Gastritis
Hyperazidität des Magens
Chronisches Ulcus duodeni
Akute und chronische Kolitis
Akute bakterielle Dysenterie
Obstipation
Diarrhöe
Paralytischer Ileus

Neurologische und orthopädische Erkrankungen
Kopfschmerzen
Migräne
Trigeminusneuralgie
Fazialisparese
Lähmungen nach Schlaganfall
Periphere Neuropathien
Poliomyelitislähmung (Lähmungen bei Kinderlähmung)
Morbus Ménière
Neurogene Blasendysfunktion
Enuresis nocturna (Bettnässen)
Interkostalneuralgie
Schulter-Arm-Syndrom
Periarthritis humeroscapularis
Tennisellenbogen
Ischialgie, Lumbalgie
Rheumatoide Arthritis

Anwendungsgebiete der Akupressur

Stirnkopfschmerzen
Seitliche Kopfschmerzen
Nackenschmerzen, Nackenkopfschmerzen, HWS-Syndrom
Schulterschmerzen, Schulter-Arm-Syndrom
Zahn- und Gesichtsschmerzen (Trigeminusneuralgie)
Lumbalgie und Ischialgie
Magenschmerzen, Übelkeit, Brechreiz, Seekrankheit
Verstopfung
Menstruationsstörungen
Innere Unruhe, Nervosität
Erkältungskrankheiten, Grippe, Schnupfen, Halsschmerzen
Notfälle, Ohnmacht, Kreislaufkollaps

Indikationen für die Moxibustionsbehandlung

Schwächezustände
Chronische Erkrankungen
Psychische Depressionen
Erschöpfungszustände
Niedriger Blutdruck
Kältegefühl im Körper

Übersetzung chinesischer Ideogramme und Punktenamen

Die Übersetzung der Akupunkturpunktenamen ist für das Verständnis der Akupunktur von besonderer Bedeutung.

In der Literatur sind verschiedene Variationen der Punktenamen zu finden. Sie repräsentieren die verschiedenen Transkriptionen der chinesischen Ideogramme. Die Wade-Giles-Transkription war seit dem letzten Jahrhundert in Gebrauch und ist durch die Pin-Yin-Transkription ersetzt worden. Die Pin-Yin-Transkription (buchstabierende) wurde 1956 vom Volkskongreß als offiziell verbindliche Transkription verabschiedet. Sie wird in der westlichen Presse ausnahmslos benutzt und setzt sich auch zögernd in den letzten Jahren in der Akupunkturliteratur durch. Aus diesem Grund sollte die veraltete Wade-Giles-Transkription keine Verwendung mehr finden.

In den zwei offiziellen chinesischen Lehrbüchern der Akupunktur, die in englischer und französischer Sprache erschienen sind, finden sich die chinesischen Ideogramme sowie die Nomenklatur der Punktekategorien in der Pin-Yin-Transkription.

Im folgenden werden einige Hinweise zur Aussprache der chinesischen Wörter gegeben:

Vokale:
e wird wie ein offenes o zwischen ö und e gesprochen (Hegu = Högu)
o entspricht dem deutschen u (Tong = Tung)
u wird wie im Deutschen gesprochen, nach Zischlauten jedoch wie ü (Xue = xüe) wie Tschüs
a und i werden wie im Deutschen gesprochen.

Konsonanten:
c wird wie ts gesprochen (Cang = Tsang), wie zeigen
ch wie tsch (Chang = Tschang) wie deutsch
h wie ch (Hai = chai) wie acht
j wie dj (Ji = Dji)
q wie tj oder tsch (Qi = Tji oder Tschi) wie Tschüs
sh wird wie sch gesprochen (Shang = Schang) wie schaffen
x entspricht dem ch (Xin = Chin) wie ich
y wie j (Yin = Jin)
z wie stimmhaftes ds (Ze = Dse)
zh wird wie ein stimmhaftes dsch gesprochen (Zhong = Dschong) wie Dschungel

阿是	a-shi	ist da
秉	bǐng	ergreifen, halten, eine Handvoll Korn
白	baí	weiß, klar, hell, bekannt machen, einfach, leer
百	baǐ	hundert, viele, alle
不	bù	nein, nicht
藏	cáng	verbergen, Lager, aufbewahren, aufspeichern
肠	cháng	Darm, Eingeweide, Inneres
冲	chōng	spülen, eingießen, zustoßen, verdünnen, überlaufen, jung, Impuls
	chòng	tatkräftig, mit voller Tatkraft
窗	chuāng	Fenster
大	dà	groß, ganz, sehr, wichtig
带	daì	Gürtel, Gebiet, tragen, mitführen, Band
胆	daň	Galle, Mut, Inneres eines Gegenstandes
地	dì	Erde, Land, Ort
督	dū	überwachen, leiten, ermahnen
都	dū	Hauptstadt, Großstadt, alle, schön, vornehm
二	èr	zwei, beide
耳	eř	Ohr, seitlich, Henkel
肺	feì	Lunge
风	fēng	Wind, Sitte, Gerücht, Benehmen
封	fēng	schließen, versiegeln, Briefumschlag, Hülle
府	fǔ	Präfektur, Amtssitz, Wohnung, Palast, Speicher
肝	gān	Leber
谷	gǔ	Tal, Schlucht, schwierig, beengt, nähren
骨	gǔ	Knochen, Charakter, Gerüst
关	gūan	Paß, schließen, Schranke, Zusammenhang

海	haǐ	Meer
寒	hán	Kälte, kalt, Frost, Armut, arm, furchtsam
后	hoù	hinter, rückwärts, nach, später
户	hù	Tür (einflüglige), Öffnung, Familie
华	húa	prächtig, China, chinesisch, schön, bunt, Ruhm
会	huì	Vereinigung, (sich) versammeln, können, Gesellschaft
疾	jí	Krankheit, Unpäßlichkeit, Eile, ärgerlich
极	jí	Gipfel, Spitze, äußerstes Ende
脊	jǐ	Rückgrat, Rücken, Spitze, Gräte, First
夹	jīa	fassen, pressen, klemmen, bei sich tragen
肩	jiān	Schulter, tragen
交	jiāo	verkehren mit, sich kreuzen, gegenseitig, vereinigen
金	jiñ	Gold, golden, Metall, Geld
经	jiñg	hindurchgehen, Kette (eines Gewebes), Regel, leiten
京	jiñg	Hauptstadt, groß, zahlreich, Peking
井	jiňg	Brunnen, Schacht, Ordnung
厥	júe	kein anderer als, er, sie, es, sein, ihr, jener
孔	kǒng	Loch, sehr, Durchgang, groß, Höhlung
髎	liáo	Knochenspalt, Gelenkspalt
陵	líng	Hügel, Grab, Kaisergrab
门	mén	Tür, Tor, Öffnung, Familie
明	míng	hell, leuchtend, offen, klar, Verstand, morgen
脉	maì	Puls, Ader, Arterie, Vene, Linie, Pulsschlag
脑	nǎo	Gehirn, Verstand
内	neì	innen, innerhalb, in
脾	pí	Milz, Magen, Laune, Wesen

前	qían	vorn, vor, früher, verstorben
泉	quán	Quelle, Geld, Reichtum
曲	qū	krumm, gebogen, Winkel, Biegung, Unrecht
人	rén	Mensch, Leute, Person
任	rèn	verantwortlich für, Amt, ernennen, lassen
容	róng	Inhalt, Gesicht, erdulden
三	sān	drei, oft
少	shǎo	wenig, selten
上	shàng	oben, auf, über, Gipfel, beste, vorige, Obrigkeit
商	shañg	beraten, Kaufmann, Handel, Anzeige an der Wasseruhr, 2. Ton in der 5tönigen Skala
申	shēn	anzeigen, einem Höhergestellten etwas melden
肾	shèn	Niere
神	shén	Geist, Seele, Gott, göttlich, wirksam
水	shǔi	Wasser, Flüssigkeit, flüssig
市	shì	Stadt, Markt, Ortschaft, kaufen, Handel treiben
四	sì	vier, ringsherum, überall
石	shí	Stein, steinern, Fels, unfruchtbar, unnütz
俞	shù	Transportpunkt
太	tài	sehr, höchst, erhaben, größte
太阳	tài yañg	größtes Yang, Sonne
天	tiān	Himmel, himmlisch, Tag, Natur, Wetter
庭	tíng	Halle, Hof, Haus, Gerichtszimmer, Familie
听	tiñg	hören, horchen, sich erkundigen, verstehen
通	toñg	hindurchgehen, Verkehr, umfassend, allgemein
脘	wǎn	Magenhöhle, Kanal im Körper
胃	wèi	Magen

五	wǔ	fünf
郄	xì	Grenze, Spalt, Trennung, Zwischenraum
膝	xī	Knie, Schoß
溪	xī	Bach, Bergbach
心	xīn	Herz, Innere, Mitte, Mittelpunkt
星	xiñg	Stern, Funke, spärlich
虚	xū	leer, falsch, bescheiden, unecht, Schein
血	xùe	Blut, blutig, blutsverwandt
小	xiǎo	klein, jung
墟	xū	alte Grabstätte, Ruine, wildes und ödes Land
腰	yaō	Niere, Hüfte, Kreuz, Lende, Landenge
叫	yǎ	stumm, heiser
液	yè	Saft, Absonderung, Flüssigkeit, flüssig
医	yī	Arzt, heilen, Medizin
鱼	yú	Fisch, fischartig
玉	yù	Jade, kostbar, erhaben, Edelstein
元	yúan	Anfang, ursprünglich, Führer, groß
泽	zé	Teich, Sumpf, glänzend, Wohltat
渚	zhǔ	Inselchen, Sandbank
注	zhù	Injektion
椎	zhūi	Wirbelsäule, Hammer, hämmern, Keule
中	zhoñg	Mitte, innen, in, Vermittler, chinesisch
中国	zhōng gúo	Land der Mitte, China
竹	zhú	Bambus

Entsprechungssystem der Fünf Elemente

Klassifizierung nach den 5 Elementen 五行归类表 wǔ xíng guī leì biǎo

Der menschliche Körper

人体 réntǐ

	Innere Organe	Hohl-organ	Sinnes-organ	Körper-schicht	Gefühl	Ge-schmack
	脏	腑	官	体	情志	味
	zàng	fǔ	guān	tǐ	qíng zhì	wei
Holz	Leber	Galle	Auge	Muskel	Zorn	sauer
木	肝	胆	目	筋	怒	酸
mù	gān	dǎn	mù	jīn	nù	suān
Feuer	Herz	Dünn-darm	Zunge	Blut-gefäße	Freude	bitter
火	心	小肠	舌	脉	喜	苦
huǒ	xīn	xiǎo cháng	shé	mai	xǐ	kǔ
Erde	Milz	Magen	Mund	Fleisch	Be-sorg-nis	süß
土	脾	胃	口	肉	思	甘
tǔ	pí	wei	kǒu	ròu	sī	gān
Metall	Lunge	Dick-darm	Nase	Haut	Trau-rig-keit	scharf
金	肺	大肠	鼻	皮毛	悲忧	辛
jīn	fèi	dà cháng	bí	pímáo	bēi, yōu	xīn
Wasser	Niere	Harn-blase	Ohr	Kno-chen	Angst	salzig
水	肾	膀胱	耳	骨	惊恐	咸
shuǐ	shèn	páng-guān	ěr	gǔ	jīng, kǒng	xián

Die Natur 自然界 zìránjìe						Ordnungssysteme	
Jahreszeit 李节 jì jié	Witterung 气候 qì hòu	Wachstum 生长 shōng zhǎng	Farben 颜 yán	Himmelsrichtungen 方位 fāng wei	Planeten 星 xīng	Töne 音 yīn	Himmlische Stämme 天干 tiāngān
Frühling 春 chūn	Wind 风 fēng	geboren werden 生 shēng	blau 青 qīng	Osten 东 dǒng	Jupiter 木星 mù xīng	角 júe	甲乙 jiǎ yǐ
Sommer 夏 xìa	Hitze 热 rè	wachsen 长 cháng	rot 赤 chì	Süden 南 nán	Mars 火星 huǒ xīng	微 zhēng	丙丁 biǐng dīng
Spätsommer 长夏 cháng chūn	Feuchtigkeit 湿 shī	entwikkeln 化 hùa	gelb 黄 huáng	Mitte 中 zhōng	Saturn 土星 tǔxīng	宫 gōng	戊己 wù jǐ
Herbst 秋 qiū	Trockenheit 燥 zào	ernten 收 shōu	weiß 白 baí	Westen 西 xī	Venus 金星 jīn xīng	商 shāng	庚辛 geñg xiñ
Winter 冬 dǒng	Kälte 寒 hán	aufspeichern 藏 cáng	schwarz 黑 hēi	Norden 北 běi	Merkur 水星 shuǐ xīng	羽 yǔ	壬癸 rén guǐ

Literaturliste Akupunktur und Akupressur

Academy of Traditional Chinese Medicine (1975) An outline of chinese acupuncture. Foreign Language Press, Peking

Agrawal AL, Sharma GN (1980) Clinical practice of acupuncture. Acupuncture Foundation of India, Raipure

Allgeier K (1979) Schmerzfrei, fit und schlank durch Akupressur. Heyne, München

Arnold HJ (1968) Die Geschichte der Akupunktur in Deutschland. Haug, Heidelberg

Bachmann G (1959) Die Akupunktur – eine Ordnungstherapie. Haug, Heidelberg

Bahr FR (1976) Akupressur. Mosaik, München

Bannermann RH (1979) Akupunktur: Die Ansicht der WHO. Weltgesundheit – Magazin der WHO, 12

Bernau L (1981) Das große Akupressur Buch, Ehrenwirth, München

Becker R (1976) Electrophysiological correlation of acupuncture points and meridians. Psychoenerg Systems 1: 105–112

Berger D, Nolte D (1977) Acupuncture in bronchial asthma: bodyplethysmographic measurements of acute bronchospasmolytic effects. Comp Med East West 5: 265–269

Bischko J (1968) Akupunktur für mäßig Fortgeschrittene. Haug, Heidelberg

Bischko J (1978) Akupunktur für Fortgeschrittene. Haug, Heidelberg

Bischko J (1979) Einführung in die Akupunktur. Haug, Heidelberg

Bonica JJ (1974) Therapeutical acupuncture in the P.R. China, implications for American medicine. JAMA 228: 1544–1551

Chang H-T (1978) Neurophysiological basis of acupuncture analgesia. Sci Sin 216: 829–846

Cheng RSS, Pomeranz B (1979) Electroacupuncture analgesia could be mediated by at least 2 pain relieve mechanisms – Endorphins and Non Endorphin systems. Life Sci 25/23: 1957–1962

Clement-Jones V, McLoughlin L, Lowry PJ, Besser GM, Reess LH (1979) Acupuncture in heroin addicts: Changes in Met-Enkephaline and β-Endorphin in blood and cerebrospinal fluid. Lancet 25: 380–382

Danielzyk W (1976) EEG, 5 HTP-Metabolism and acupuncture. J Neural Transm 38/3–4: 303–311

Duke M (1980) Akupunktur. Suhrkamp, Frankfurt

Dykes RW (1975) Nociception. Brain Res 99: 229–245

Ewald H (1977) Akupressur für jeden, Econ, Düsseldorf

Fernando F, Fernando L (1979) Theory and practice of traditional chinese acupuncture. Acupuncture Foundation of Sri Lanka, Colombo

Fisch G (1979) Akupunktur. Goldmann, München

Fleck FG (1977) Sekundärphänomen Akupunktur. Münks, Krefeld

Godfrey CM, Morgan P (1978) A controlled trial of the theory of acupuncture in musculoskeletal pain. J Rheumatol 5/2: 121–124

Granet M (1971) Das chinesische Denken – Inhalt, Form, Charakter. Piper, München

Herget HF (1976) Akupunktur zur Schmerztherapie. Dtsch Ärzteblatt 73: 2373–2377

Herget HF, L'Allemand H, Kalweit K (1976) Klinische Erfahrungen und erste Ergebnisse mit kombinierter Akupunktur-Analgesie bei offenen Herzoperationen am Zentrum für Chirurgie der Justus-Liebig-Universität Gießen. Anaesthesist 25: 223–230

Jayasuriya A (1979) Clinical acupuncture. Acupuncture Foundation of Sri Lanka, Colombo

Jayasuriya A (1980) Anatomy of acupuncture. Acupuncture Foundation of Sri Lanka, Colombo

Jayasuriya A, Fernando F (1978) Theory and practice of scientific acupuncture. Lake House, Colombo

Jayasuriya A (1981) Text book of acupuncture science. Acupuncture Foundation of Sri Lanka, Colombo

Jayaweera B (1981) Auriculotherapy. Acupuncture Foundation of Sri Lanka, Colombo

Jensen LB, Tallgren A, Troest T, Jensen SB (1977) Effect of acupuncture on myogenic headache. Scand J Dent Res 85/6: 456–470

Kappstein S (1982) Akupressur bei Kindern, Hippokrates, Stuttgart

Keidel WD (1975) Elektronarkose und Akupunktur aus der Sicht der Neurophysiologie. Klinikarzt 4/6: 224–231; 4/7: 277–285

Knorring L von, Almay BGL, Johanson F, Terenius L (1978) Pain perception and endorphin levels in cerebrospinal fluids. Pain 5/4: 359–365

Knox VJ, Hardfield-Jones CE, Shum K (1979) Subject expectance and reduction of cold pressure pain with acupuncture and placebo acupuncture. Psychosom Med 41/6: 477–485

König G, Wancura I (1979) Praxis und Theorie der Neuen Chinesischen Akupunktur, Bd. I. Maudrich, Wien München Bern

König G, Wancura I (1978) Einführung in die chinesische Ohrakupunktur. Haug, Heidelberg

Kwong LC (1976) Nose, hand and foot acupuncture. Commercial Press, Hong Kong

Liao SR (1978) Recent advances in the understanding of acupuncture. Yale J Biol Med 51/1:55–65

MacLennan H (1977) Some pharmacological observations on the analgesia induced by acupuncture in rabbits. Pain 3/3:229–238

Mann F (1976) The meridians of acupuncture. Heinemann, London

Mann F (1978) Acupuncture. Heinemann, London

Marx HG (1979) Anwendung der Akupunktur in einer Fachklinik für Suchtkranke. Wien Z Suchtforsch 2/3:45–46

Mayer DJ, Price DD, Barber J, Raffii A (1976) Acupuncture analgesia: Evidences of activation of pain inhibitory systems as a mechanism of action. In: Bonica JJ, Albe-Fessard D (eds) Advances in pain research and therapy, vol 1

Mayer DJ, Price DD, Raffii A (1977) Antagonism of acupuncture analgesia in man by the narcotic antagonist Naloxone. Brain Res 121:368–372

Mehta M (1978) Alternative methods of treating pain. Anaesthesia 33/3:258–263

Melzack R (1978) Das Rätsel des Schmerzes. Hippokrates, Stuttgart

Melzack R, Wall PD (1965) Pain mechanism: A new theory. Science 150:971–979

National Symposium of Acupuncture, Moxibustion and Acupuncture Anaesthesia (1979) Collection of 534 abstracts of latest research papers. Foreign Language Press, Peking

Needham J (1956) Science and Civilization in China. History of Scientific Thought. Cambridge University Press, Cambridge

Needham J, Gwei-Djen L (1980) Celestial Lancets – A History and Rationale of Acupuncture and Moxibustion. Cambridge University Press, Cambridge

Pomeranz B (1978) Do endorphins mediate acupuncture analgesia? Adv Biochem Psychopharmacol 18:351–359

Pomeranz B (1979) Electroacupuncture hypalgesia is mediated by afferent nerve impulses: An electrophysiological study in mice. Exp Neurol 66/2:398–402

Pomeranz B (1977) Acupuncture reduces electrophysiological and behavioral responses to noxious stimuli: Pituitary is implicated. Exp Neurol 54/1:172–178

Pongrat W, Linke W, Baum M, Richter JA (1977) Elektroakupunktur-Analgesie bei 500 herzchirurgischen Eingriffen. Tieraerztl Prax 5/4:545–558

Porkert E (1976) Lehrbuch der chinesischen Diagnostik. Fischer, Heidelberg

Riederer P, Tenk H, Werner H, Bischko J, Rett A, Krisper H (1975) Manipulation of neurotransmitters by acupuncture? J Neural Transm 37:81–94

Schmidt H (1979) Akupunkturtherapie nach der chinesischen Typenlehre. Hippokrates, Stuttgart

Schnorrenberger CC (1976) Stechen und Brennen. Hippokrates, Stuttgart

Schnorrenberger CC (1979) Lehrbuch der chinesischen Medizin für westliche Ärzte. Hippokrates, Stuttgart

Schnorrenberger CC, Ching-Lien K (1974) Klassische Akupunktur Chinas Ling Kü King. Hippokrates, Stuttgart

Sjölund B, Eriksson M (1976) Electro-acupuncture and endogenous morphins. Lancet 2/7994:1085

Sjölund B, Eriksson M (1979) The influence of naloxone on analgesia produced by peripheral conditionary stimulation. Brain Res 173/2:295–301

Sjölund B, Terenius L, Eriksson M (1977) Increased cerebrospinal fluid levels of endorphins after electro-acupuncture. Acta Physiol Scand 100/3:382–384

Stiefvater EW (1978) Praxis der Akupunktur. Fischer, Heidelberg

Stux G (1983) Akupressur zur Selbsthilfe. Videolehrprogramm. Akumed, Augsburg

Stux G, Jayasuriya A (1981) Grundlagen der Akupunktur. Video-Lehrfilmprogramm, Akumed, Augsburg

Stux G, Jayasuriya A (1982) Atlas der Akupunktur, Springer, Berlin Heidelberg New York

Stux G, Stiller N, Pothmann R, Jayasuriya A (1981) Lehrbuch der klinischen Akupunktur. Springer, Berlin Heidelberg New York

Tashkin DP, Bresler DE, Kroening RJ, Kerschner H, Katz RL, Coulson A (1977) Comparison of real and simulated acupuncture and Isoproterenol in Metacholine-induced Asthma. (UCLA Acupuncture Project). Ann Allergy 39/6:379–387

Tenk H (1978) Problematik der Akupunktur in der Kinderheilkunde. Haug, Heidelberg

Toda K (1979) Effects of electroacupuncture on thalamic evoked responses. Exp Neurol 66/2:419–422

Unschuld PU (1980) Medizin in China. Eine Ideengeschichte. Beck, München

Van Nghi N (1975) Pathogenese und Pathologie der Energetik in der chinesischen Medizin. M.L. Verlag, Uelzen

Wall PD (1978) The gate control theory of pain mechanism, a reexamination and re-statement. Brain 101:1–18

Wu CC (1976) Preliminary report on effects of acupuncture on hyperlipidemia in man. Artery 2/2:181–195

Wu CC, Hsu CJ (1979) Neurogenic regulation of lipid metabolism in rabbits: A mechanism for the cholesterol-lowering effect of acupuncture. Atherosclerosis 33/2:153–164

Yau PS (1975) Scalp-needling therapy. Medicine & Health, Hong Kong

Essentials of Chinese Acupuncture (1980) Foreign Languages Press, Beijing, China

Sachverzeichnis

Index der Punkte

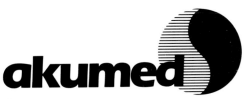

akumed

Das Video-Lernprogramm

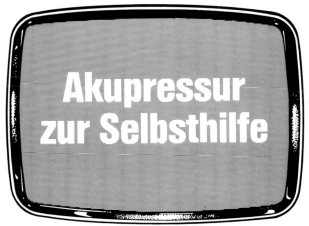

Akupressur zur Selbsthilfe

Video Lernfilmprogramm

Das hier dargestellte Lehrkonzept beruht auf Erfahrungen, die bei der Lehrtätigkeit von Hunderten von Ärzten in Deutschland und Asien auf dem Gebiet der Akupunktur gesammelt wurden. Dieses Lehrkonzept der Akupressur besteht aus drei Video-Lehrfilmen, in denen die Technik und Durchführung der Akupressur ausführlich dargestellt ist.

Inhalte der Videofilme

Im ersten Teil werden jeweils die wirksamsten Akupunkturpunkte gezeigt. Daran anschließend folgt die Darstellung der Behandlung, wobei sehr anschaulich und leicht verständlich die Technik der Akupressur demonstriert wird. Die dritten Teile behandeln die Moxibustion, also das Anwärmen der Akupunkturpunkte zur Steigerung der Körperkräfte.

Cassette 1: Einleitung; häufige Akupressurpunkte; Stirnkopfschmerzen; Kopfschmerzen seitlich; Nackenschmerzen; Gesichtsschmerzen sowie Zahnschmerzen; Schnupfen, Erkältungskrankheiten, Grippe. Moxibustion: Allgemeines sowie Behandlung bei Schwächezuständen.

Cassette 2: Einleitung; häufige Akupressurpunkte; Schulterschmerzen; Rückenschmerzen, Verspannung der Rückenmuskulatur. Moxibustion: Allgemeines sowie Behandlung bei Schwächezuständen.

Cassette 3: Einleitung; häufige Akupressurpunkte; innere Unruhe, Nervosität, Schlafstörung; Menstruationsbeschwerden, Verstopfung; Magenschmerzen, Übelkeit, Brechreiz, Seekrankheit. Moxibustion: Allgemeines sowie Behandlung bei Magenerkrankungen und Schwächezuständen.

Vertrieb und Information: PARAMED, Postfach, D-8904 Friedberg-Stätzling

akumed Moxa-Rollen
für die Wärmebehandlung von Akupunktur-Punkten.

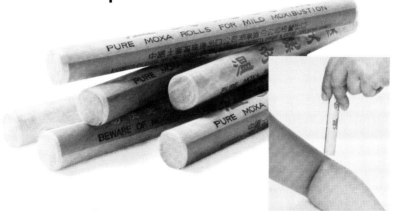

Diese original Moxa-Rollen stammen direkt aus China, wo deren Anwendung seit langem selbstverständlich ist. Unabhängig von Fremd-energie läßt sich damit ideal und praktisch eine dosierte Wärmebehandlung der Akupunktur-Punkte durch-führen.